# どうして私、片づけられないの？

毎日が気持ちいい！
ADHDハッピーマニュアル

新宿成人ADDセンター
さくらいクリニック院長
櫻井公子

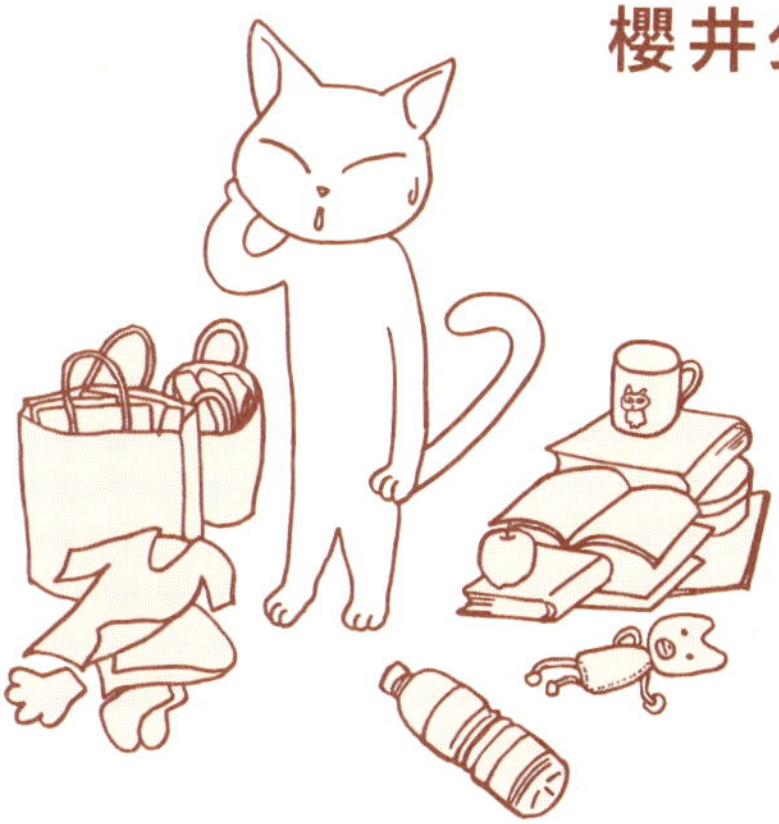

大和出版

# はじめに……「脳のクセ」がわかれば、うまくいく

「どうしても部屋が散らかってしまう」

「なぜか時間が読めなくて、悪気がないのに遅刻しちゃう」

「いったん一つのことに集中すると、ほかが見えなくなる」

そして、仕事がすすまなかったり、人に迷惑をかけたり、あげくの果てに自己嫌悪に陥ったり……。


自分は「ダメ人間」なんだろうか。

そんなふうに思う人もいるでしょう。


最近解明されてきたことですが、このようなことに思いあたる人には「A

DHD」をもつ人がいるかもしれないのです。サリ・ソルデン女史の著書『片づけられない女たち』でも話題になりましたので、ご存知の方もいらっしゃるでしょう。もちろん、ADHDタイプは「病気」ではありません。ソルデン女史も来日時におっしゃっていましたが、アメリカでは「脳の個性」や「脳の働き方のクセ」と呼ばれています。

「片づかない」「間に合わない」などということは、通常、だれもが経験することですが、問題なのは、ADHDタイプの場合、この「困った状態」が慢性的に続いてしまうことです。しかし、こうした「脳のクセ」を理解すれば、問題を前向きにとらえ、対処することができます。

本書はADHDタイプや、たまたまそれと似たような状態に陥ってしまうあらゆる方々が「脳のクセ」を知り、日常生活を気持ちよく過ごすための、実用的な「生活のコツ」がやさしく書かれています。「ADHDタイプかもしれない」と感じているあなたにも、「ときどき、こういうこと、あるなぁ」と感じているあなたにも、この本がきっと役に立つのではないかと思います。

## ＡＤＨＤについて

ＡＤＨＤ(Attention Deficit Hyperactivity Disorder)とは、集中力、注意力、衝動性、多動性などを自分でコントロールしにくい「注意欠陥多動性障害」のこと。

原因の一つに前頭葉部などに機能不全があると考えられており、ＳＰＥＣＴ検査をおこなうと前頭葉や側頭葉などに一般群と比べて脳血流の偏りがある場合が多い。

ADHDは人口の５％前後にあるといわれ、当初、多動で注意力を保てない児童の問題と思われていた。

しかし最近になって、多動は目立たなくなるものの、集中の持続や注意力に問題が残っている成人の一群があることがわかってきた。

さらに、児童期から多動がないとか、完全主義が強いなど様々なタイプがあるともいわれている。

また、実際には認知（脳の情報処理過程）の偏り（ＬＤ＝学習障害とよばれる）や、高機能自閉症（アスペルガーなど）の併存障害がある場合も多く、各人でその認知や個性は異なるところもあり、今後も研究が続くと思われる。

多動が目立たないタイプをＨを抜いて「ＡＤＤ」と呼ぶこともあるが、本書では「ＡＤＨＤタイプ」に統一し、ADHD的傾向をもつ人たちも含むことにする。

## 個性を大事に話し合う

私は精神科医として、毎日現場で臨床をおこなっています。診察を通して、顔や身体のように、脳や内臓にも、外からは見えない大きな個性や違いがあるということに気づきます。

診察する上で私が一番大切にしていることは、そうした個性を大事にして、物事を決めつけないことです。そうして、治療者と患者さん双方が問題の原因・理由・事実を探るべく、腑《ふ》に落ちるところまで話し合えれば、患者さんは自分や他人を責めることなく、できないことを受け入れ、できることをしていけるようになります。そして治療者はそうした患者さんから多くのことを教えてもらっているのです。

もちろん、この本の文中における例は、特定の個人の経験ではありません。私の日頃の臨床経験の中で、特にたくさん聞く似たような話をまとめて作っていますので、読んだ方は思わず「私のこと!?」と思われるかもしれませんが、それだけ「よくあること」なのです。一人ひとりの個性はありますが、みなさんとても似た部分をおもちなのです。もちろん、ＡＤＨＤタイプの人々に、これらすべてがあてはまるわけではありません。

## 「ねこ気分」でリラックスして

ちなみにこの本では、ねこのイラストが使われています。

単独で狩猟をおこなう習性があるねこは、多くのユニークな特性をもっています。まず、集団で狩りをする犬のように、リーダーに従う習慣が少ないようです。

あくまでもマイペースで、よく寝て、リラックスして居心地の良いところを探し、気持ちよく生きているねこ。そして、それはＡＤＨＤの特性とたいへん似通ったところがあります。

患者さんとの診察でも日頃からねこを例にとって話したり、実際に絵をカルテに書いたりして説明することもよくあるので、この本でも同じようにねこに力を借りてみました。「ねこ気分」でリラックスして、のんびりお読みいただければ幸いです。

実際、普段の臨床もかなり明るいものなので、この本の文章も「普段の私のムード」で書きました。決して茶化したり、問題を軽んじているわけではありません。

誰であっても、それまでの社会不適応などで傷ついたり、批判されたりして固めてきたヨロイがありますよね。そのヨロイをゆるめて、「本来の自分」をあるがままに受け入れ、「あるがままの自分」の個性に合った服を着て、楽しいと思える生き方を模索していきましょう。

きっとこれは誰にでも可能な作業だと思いますが、やはり「仲間」「正しい理解」「愛情」「力づけ（エンパワーメント）」があると嬉しいものです。

一番大切なことで、私がいつも口にしている言葉。

「自責より工夫を！」

この本がそのための「力づけ」になるように願っています。

櫻井　公子

## もくじ

## 2「時間」も「家事」も間に合わない！
### ～「グルグル」しないで、ゆったりラクに過ごすコツ～

4 「自分」とも「他人」ともうまく付き合えない！
～「ギンギン」しないで、自分の身体や人間関係を大切にするコツ～

本文イラスト……櫻井公子

# 1

# 「部屋」も「仕事」も片づかない！

「ゴチャゴチャ」しないで、
すっきり気分よく暮らすコツ

## 1　書類が嫌いだ

手続き、提出物、履歴書、レジュメ、
伝票、報告書、記録……。
何か、いつも、どこかにミスがある。
書き損じる。
まとまらない。

わからない漢字や資料を調べたりすることが、
とにかく面倒でイヤだ。
調べようとしたら、辞書がない。
計算しようとしたら、電卓がない。

このためにいつも頭がフリーズして、
作業が中断して、
時間ばかりがたってしまう。

あぁ……この世に「書類」なんてなければいいのに……。

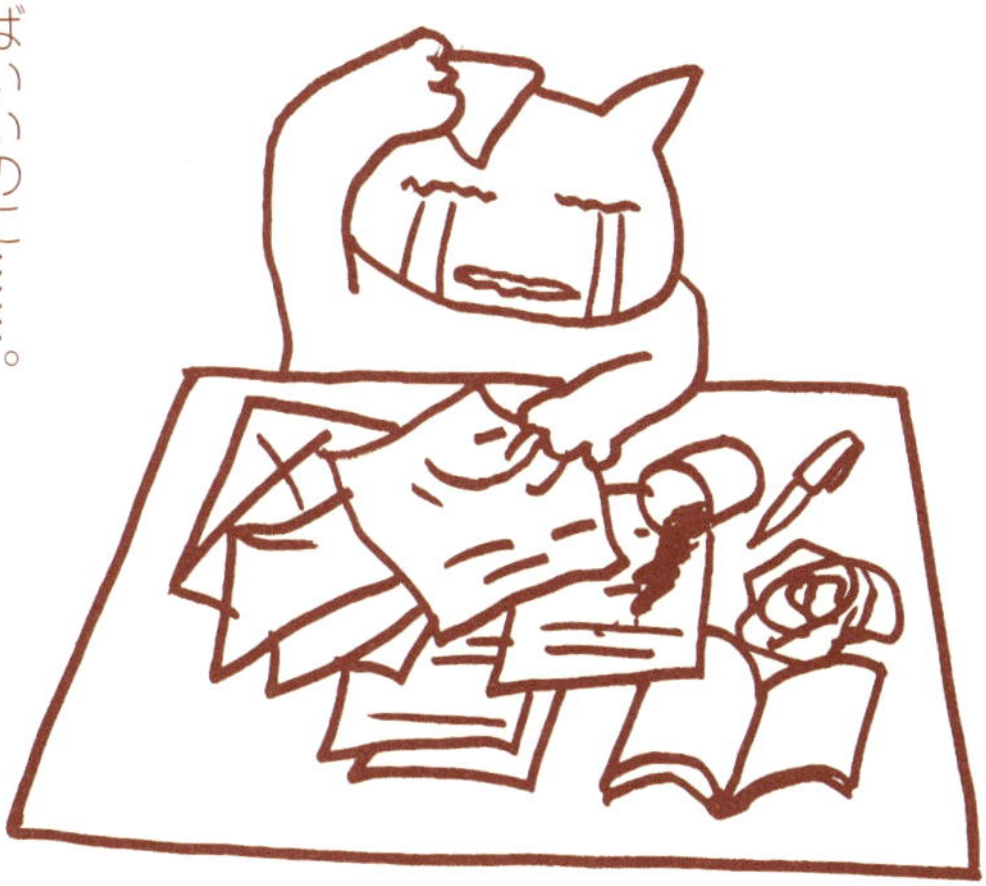

いい仕事はしているのに、報告書はいつもためちゃう。

そんなことってあるよね。

書類の作成は、ＡＤＨＤタイプにとってはひと苦労。

あれもこれも書かなきゃと思って時間はかかるし、目の前の仕事に集中しちゃって、報告書なんて後回しにしてしまいがち。

結局、延ばし延ばしにして、夜中に一人で書くはめになったりして。

本当に辛気くさくてたまらない。

「どうしてそんな簡単な書類書いておかなかったの？」って言われても、「私にはあまり簡単じゃないんですう」とも言えない。

本当に呪いたくなるような「書類」の山……。

よくわかる。

## フリーズしてしまう脳

人間は苦手なことがくると、脳がフリーズしてしまうことがある。そして、仕事を中断し、無意識にウロウロしてしまったり、別のことをはじめてしまったり、実際には、時間のロスが結構ある。ＡＤＨＤタイプは特にこういう傾向が強いようだ。

自分のこれまでを思い出してみよう。

やればできなくはないが、なぜか人の十倍時間がかかってしまう、考えただけで憂鬱になり、それだけで時間がすぎてしまう、といったことはない？

それが、あなたにとって苦手なこと。

苦手なことを明確にしておき、対処法を考えておくと日常生活がスムースになる。

例えば、「書類作成」。

なんとかそれを「お手軽」にこなしてゆく方法はないだろうか。

ちょっと工夫してみよう。

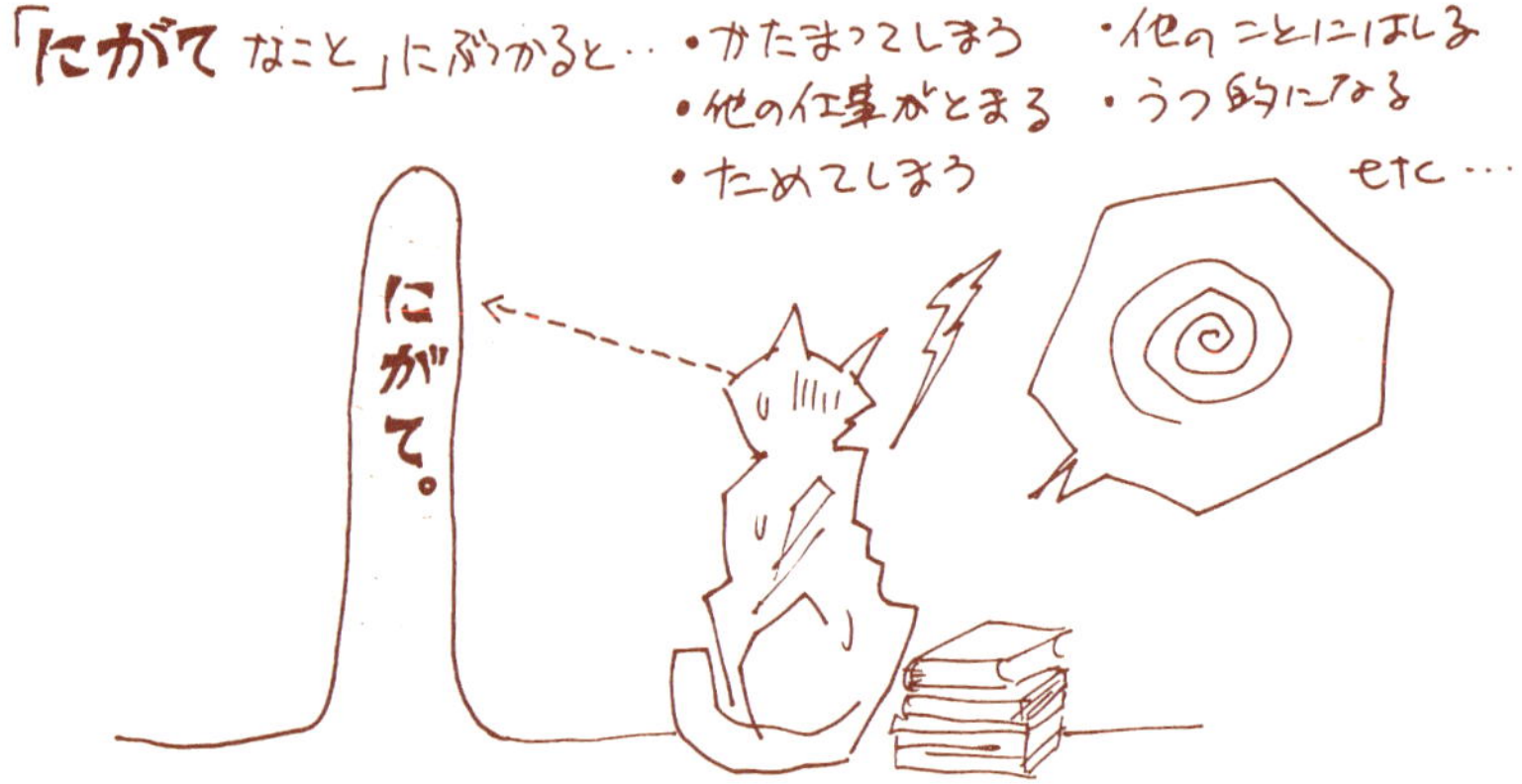
「にがてなこと」にぶつかると・・
・かたまってしまう
・他の仕事がとまる
・ためてしまう
・他のことにはしる
・うつ的になる
etc…
にがて。

## ① 人に頼む

できないことは、思いきって、誰かに頼もう！

不得意は克服しようと苦しむだけが方法じゃない。

不得意なことは得意な人にやってもらっちゃおう。そして、得意なことで挽回しよう、くらいのラクな気持ちでいよう。

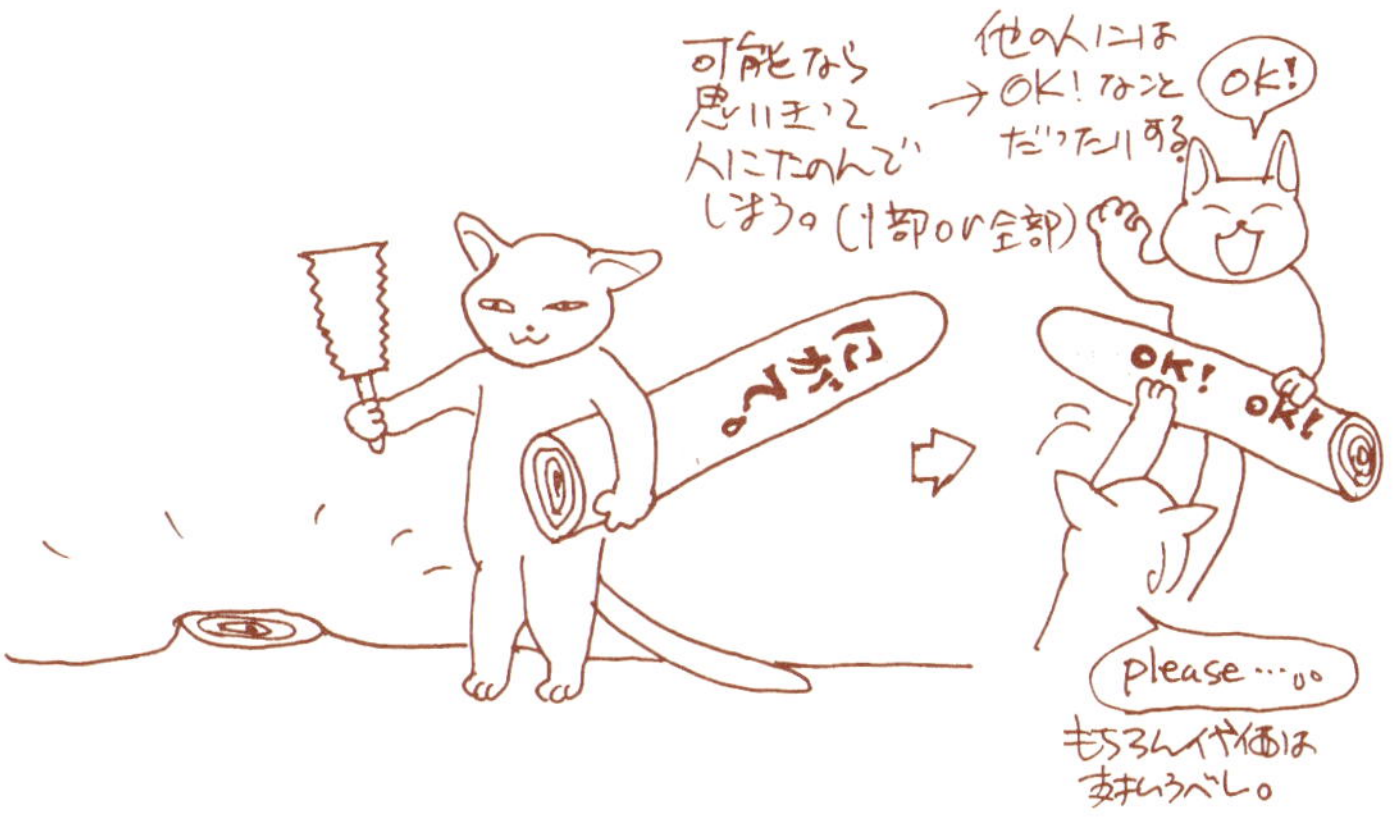
可能なら思いきって人にたのんでしまう。(1部or全部)
にがて。
他の人にはOK!なことだったりする。
OK!
OK! OK!
please…。。
もちろん代価は支払うべし。

## ②とにかく、やる

書類をまとめてファイルなどに入れておき、「生ゴミの日」のように、曜日や時間を決め、覚悟を決めて、とにかく「やる！」。

前述したように、苦手なことがくると、とたんに頭（脳）がフリーズしてしまうのがＡＤＨＤタイプ。でも、実際やってみて、「やれば、意外と早くできる」「完全でなくても大丈夫」といった体験を重ねると、だんだん軽く手をつけられるようになる。

軽く手をつけておいて、決して無理はしないこと。つまずいたら、「保留して、あとで」と考えるのも、大事なことなのだ。

## ③視覚化する

「仕事マニュアル帳」に書類や伝票を貼りつけて、もし、書類を作成する際にいつも間違える部分があれば、蛍光マーカーで印をつける。

そして、作成したら、必ず見直そう（ＡＤＨＤタイプはいつも同じところを飛ばしたり、抜かしたりという、視覚認知の偏りがある人もいる）。

**④簡略化する**

書類を簡略化したり、ハンコを作ったり、フォーマットを作ったり、自分ができるだけやりやすくなるように工夫する。

書類作成用の道具をセットにし、トレイなどに入れて、一つにまとめておくのも手。

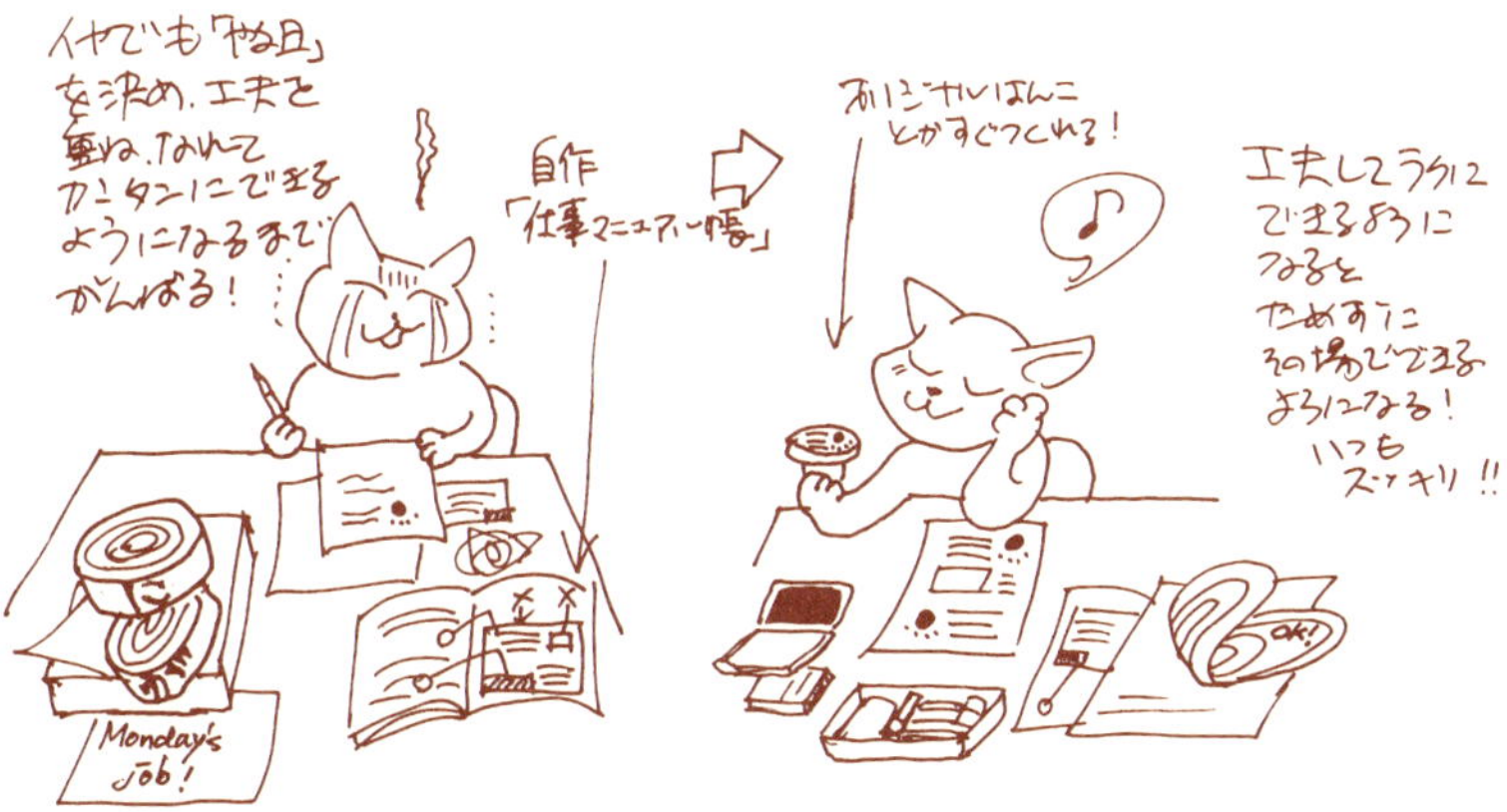
イヤでも「やる日」を決め、工夫を重ね、なれてカンタンにできるようになるまでがんばる！

自作「仕事マニュアル帳」

Monday's job!

オリジナルはんことかすぐつくれる！

工夫してラクにできるようになるとためずにその場でできるようになる！いつもスッキリ!!

### ⑤ 逆算する

締切から「逆算」してスケジュールを立ててみよう。

例えば、締切ギリギリにならないとどうしても手がつかない人が多い。

もちろん、定期的に毎週曜日を決めて、少しずつやることができればそれも良いが、得てしてそれが不得意な人が多い。

ある書類の締切がわかった時点で、締切までに必要な作業を分散してスケジュール表

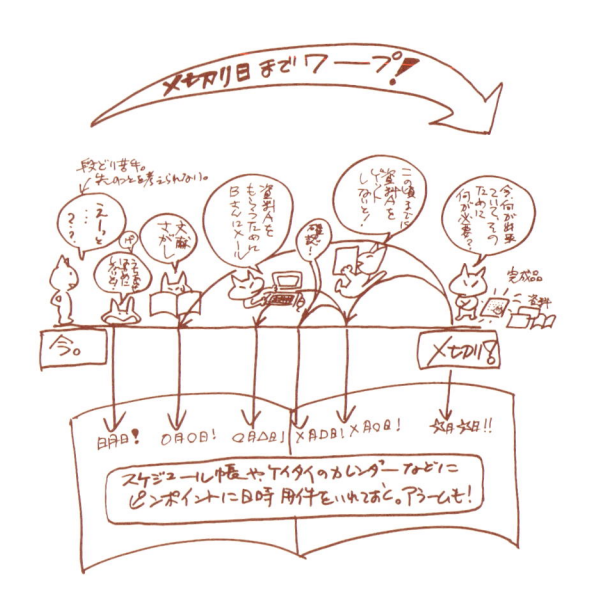

に具体的に記入していこう。

まず、締切の日にワープしてみる。

その時に何ができていなくてはいけないか、そのためには何が必要か、どの仕事を終えていないといけないのか……逆算して考える。

### ⑥「読み手」の立場に立つ

その書類を「読む人の立場」から優先順位を考えてみよう。

まず、ポイントをおさえ、読みやすく書かれていること。

その書類が締切前にその人に渡ること。

「すべてのことを細密に書かなければならない」ことは、案外少ない。

「完璧にしなくては！」を捨て、「とりあえず、わかるところから簡単に書きはじめよう」ぐらいの姿勢で臨もう。

## 2 なんでこんなに散らかっちゃうの?

部屋が……散らかっている……。
見慣れてはいるが、よく見ると辛い。
いつも何かを探している。
何をするにしても動きにくい。

そっとリモコンを置いたところで
積み上げてきた机の上の「塔」が崩れた……。
足元の「服山」と「本山」は融合しつつある。

もう、何がなんだか、わからない。
だけど、必要に迫られると、
なぜか急に「あの辺だ！」と
超能力のようにありかがわかることもある。

散らかってるせいで、誰も部屋に呼べないよ。
呼んだら、きっとひかれるんだろうなあ。

散らかそうと思って散らかしてるわけじゃないんだけどな。
なんでこんなに散らかっちゃったんだろう……？

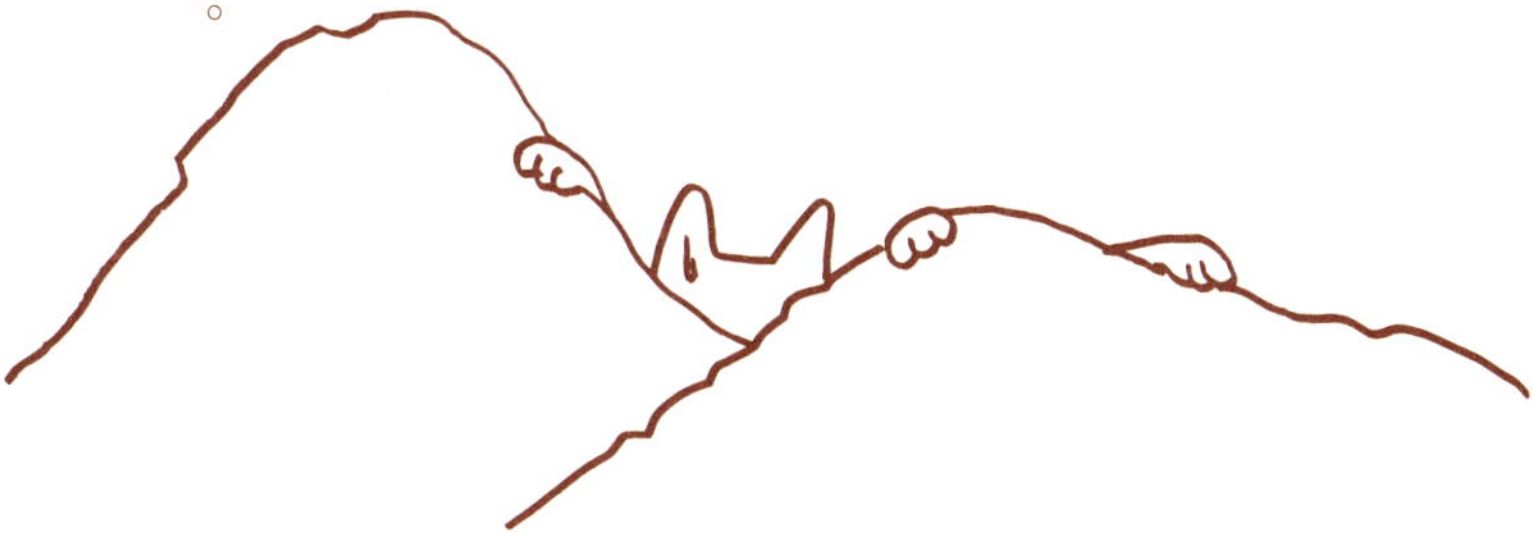

ふと他人の目で部屋を見てみると、「誰がこんなにしちゃったの？」とびっくりするくらい、いつの間にかモノが溢れかえり混ざり合い……とんでもないことになっている。

不思議だよね。誰も散らかそうなんて思ってない。でも散らかってしまう。

なぜだろう……。

落ち込まなくても大丈夫。まずは徹底的に理解しよう！

**他のモノに意識がいく**

「なぜか散らかってしまう」

その謎をときあかすべく、ある患者さんのご家族が、当人の行動を観察してみた。

**何かモノをもって歩いている。**

**ふと、他のモノが目に入る。**

**他のモノに目がいったとたんに、もってたモノをその辺において、そのまま忘れてしまう……。**

こうして、買ったモノが袋に入ったまま、玄関先で山になっていたり、読みかけの雑誌が床に転がっていたりと、様々なモノがあちこちにふりまかれ、いつのまにか積み重ねられてゆく。

これはワーキングメモリー（作業記憶）の問題でもある。

何か刺激を受けると、「今これをやっているところだから、それ（目についた刺激に対する反応）をやるのは、これが終わってからにしよう」ということができない。なぜなら、脳が「今これをやっている」ということを覚えつづけていられないからである。「今やろうとしていること」を覚えているメモリーが、新しく入ってきた刺激によって抜け落ちてしまうのだ。

## なぜか増えつづける「同じモノ」

また、モノが多すぎるのも散らかる原因の一つである。

あとで詳しく述べるが、とにかくADHDタイプは買い物するとき、できる限り全部揃えてしまう。もともとモノが増えがちなのだ。

その上、衝動でモノを買うことも多く、買うことで満足して、買ったことすら忘れてしまい、同じモノを買ってしまうなんてことも多い。

## どうしても捨てられない

モノに不思議なほど愛着や固着をもちやすい人が多いこともあげられる。

例えばダイレクトメールを捨てようと思っても、ゴミ箱がないとちょっとその辺に置いてしまい、見慣れてしまうと、それを捨てることに抵抗を感じ、極端な場合は「身を裂かれる思い」「罪悪感」まで感じてしまう人もいる。

また、長期展望をもちにくいので、「捨てるものかどうか」きちんと判断できない。「いつか使うかも」などと空き箱、空き袋、空き瓶など、ついとっておいてしまう。

こんなふうにADHDタイプは「気づいたら散らかっていた……」という状況に襲われるパターンが多い。この「いつの間にか出現している不思議な世界」、なんとかならないものか……。

### ①はじめたことは終らせる

「捨てなければ」と思ってゴミを握りしめ、ゴミ箱を見ると、それははるか遠くにある。投げ入れるか、諦めるか、ついその辺りに置いてしまうか……。なぜか「いちいちゴミ箱まで歩いていって、ポイッ」ができない。何かの用事に対して、「サクッ！」と行動をはじめ、終えることができないのだ。

自分が身軽に身体を動かすのが苦手なタイプだと心得て、なるべく中途半端のままにせず、「ゴミを捨てる」「雑誌を重ねる」など、一つ一つ完遂させる習慣をつけよう。この「ちょっとした用事を終らせること」が、部屋の見た目に劇的な変化を生むのである。

### ②完璧をめざさない

完璧主義をやめ、現実的にできる範囲をまずゆるめに設定してみよう。「脱いだ服はすぐたたんでタンスの引き出しに入れなければ」などと最初から完璧をめざすと、挫折する確率も高い。

とりあえず洗濯物を入れる籠を用意して、まずは簡単に放り込んでおく、などモノをおおまかに分けることからはじめてみよう。

すべてきちんとしなくても、おおまかに枠を決めるだけで、ごちゃごちゃに混ざり合い、埋もれていくことが防げる。これをまずクリアできると、次の段階に進みやすくなるだろう。

### ③分野別に収納する

モノのありかがひと目でわかるように、分野別に収納してみよう。

手に入れるまでは情熱的だが、手に入ったとたんに満足して忘れがちなADHDタイプ。分野別にモノを分けて一緒にならべてみると、自分が一生の間に使い切れないくらいの「同じモノ」を買ってしまっていることもあるだろう。同じモノがたくさんあるとわかれば捨てやすいし、これ以上無駄に買わなくなる。

書類などを整理するなら、引き出し一つに対し、一つ項目を決め、ラベルを貼って、一回の動作で書類を入れられるようにしよう。迷わずしまえるくらい明確に分類されたたくさんの引き出しがあれば、行き先不明でその辺に置いてしまうリスクも減るのだ。

**④リミットを決める**

使う以外の箱や袋はできるだけすぐ処分。

ぞうきんなどに使う布の端切れなども、場所と保存量のリミットを「箱一つ分」などと決めて、ある量以上は捨てよう。

できるだけ穴のあいたシャツや靴下は早めに捨てた方が、現代の生活には合っているように思う。「もったいない、もったいない」と漠然とモノをとっておいたら大切な空間がなくなってしまう。

またとっておいて使うモノは、ちゃんと使えるようにシステムをつくり、場所を確保しよう。

例えば、スーパーの袋の保存には、絵のような、布の筒が便利である。

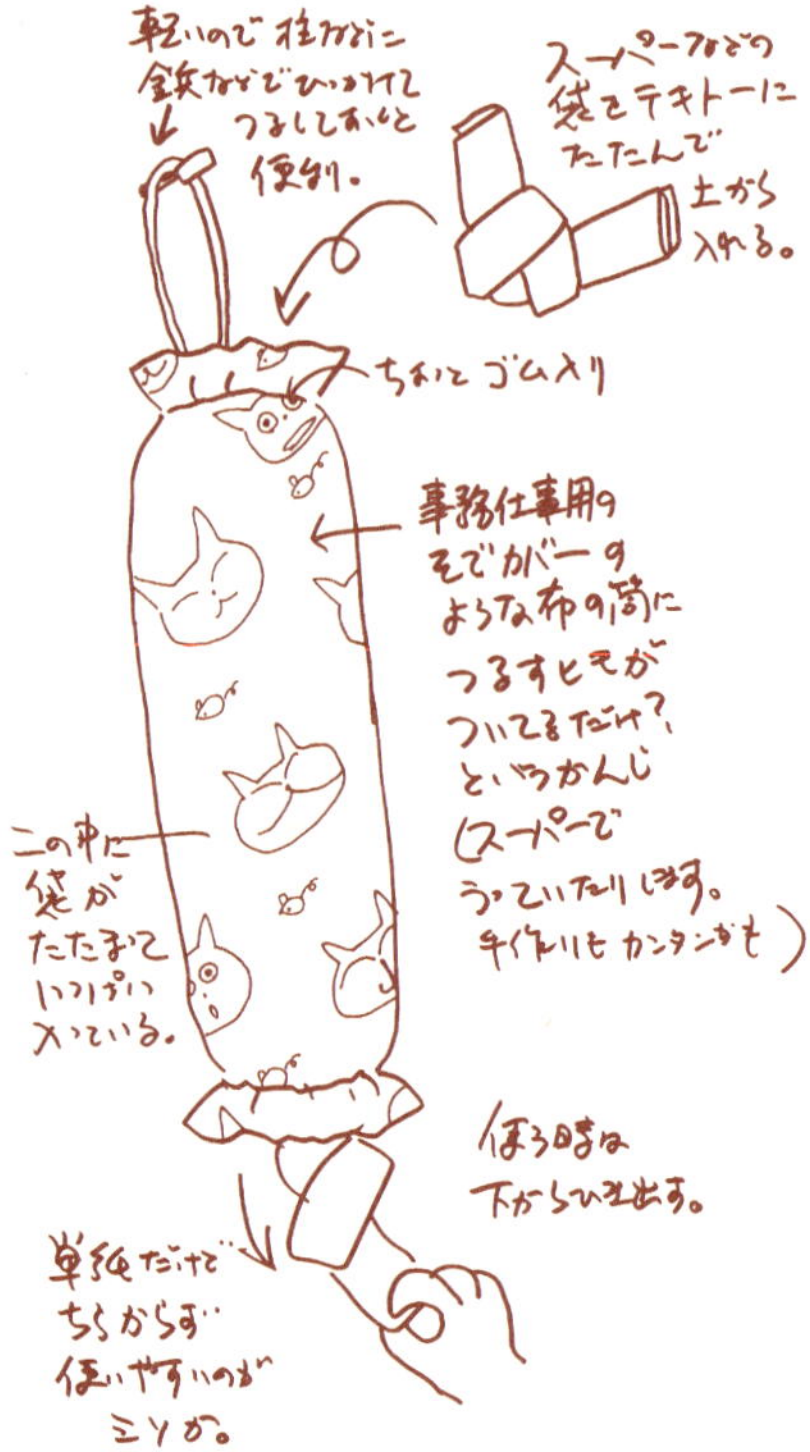

軽いので 柱などに 釘などでひっかけて つるしておくと 便利。
スーパーなどの 袋をテキトーに たたんで 上から 入れる。
ちょっとゴム入り
事務仕事用の そでカバーの ような布の筒に つるすヒモが ついてるだけ? というかんじ (スーパーで うっていたりします。 手作りもカンタンかも)
この中に 袋が たたまって いっぱい入っている。
使う時は 下からひき出す。
単純だけど ちらからず 使いやすいのが ミソか。

## ⑤「捨てる」痛みを感じる

「モノを捨てる」ことによって、自分が無駄な買い物をしてしまったことを思い知らされるだろう。だから、あまりにも無駄に買い物をしてしまう人は、一度きちんと「捨てる」痛みを味わうことが大切だ。

そしてその痛みを感じることで、次にモノを買うときに、「ずっとこの子を置いておけるかしら、どこに置こうかしら、本当に使うかしら、ここで見ただけで満足した方がいいのかしら」といったことを真剣に考えられるようになる。

## 3 片づけかたがわからない

心を入れかえて、部屋の片づけにチャレンジ！
まずは……。
まずはどこからやっていいのか、わからない……。

とりあえずその辺の服と本と雑誌、その他の山に手をつけてみる。
服を洗濯用になんとなく「そっちの方」へ放り投げ、
とっておく本と雑誌を読みながら決めて放り投げ……。

あきらかに使えないモノは捨てられるけど、
使えそうなスポンジとか様々な書類でいちいち迷う。

一つのレシートを発見。
「あれこんなところで、こんなモノ買ったんだ。
そういえば、あの時……」
いろいろな思い出が頭に浮かんできて、手が止まる。
な、なんだかものすごく疲れる。

誰にも頼めない「残すか捨てるかの選択」という作業。
すごく疲れたわりに、部屋の見た目はほぼ変わらず、
なんか山がほじくり返されたり移動しただけって感じ。
いつもこうなのでイヤなんだ、片づけって。

床磨きなんかのほうがよほどマシなんだけど、
肝心の床がまず出てこないとねえ。

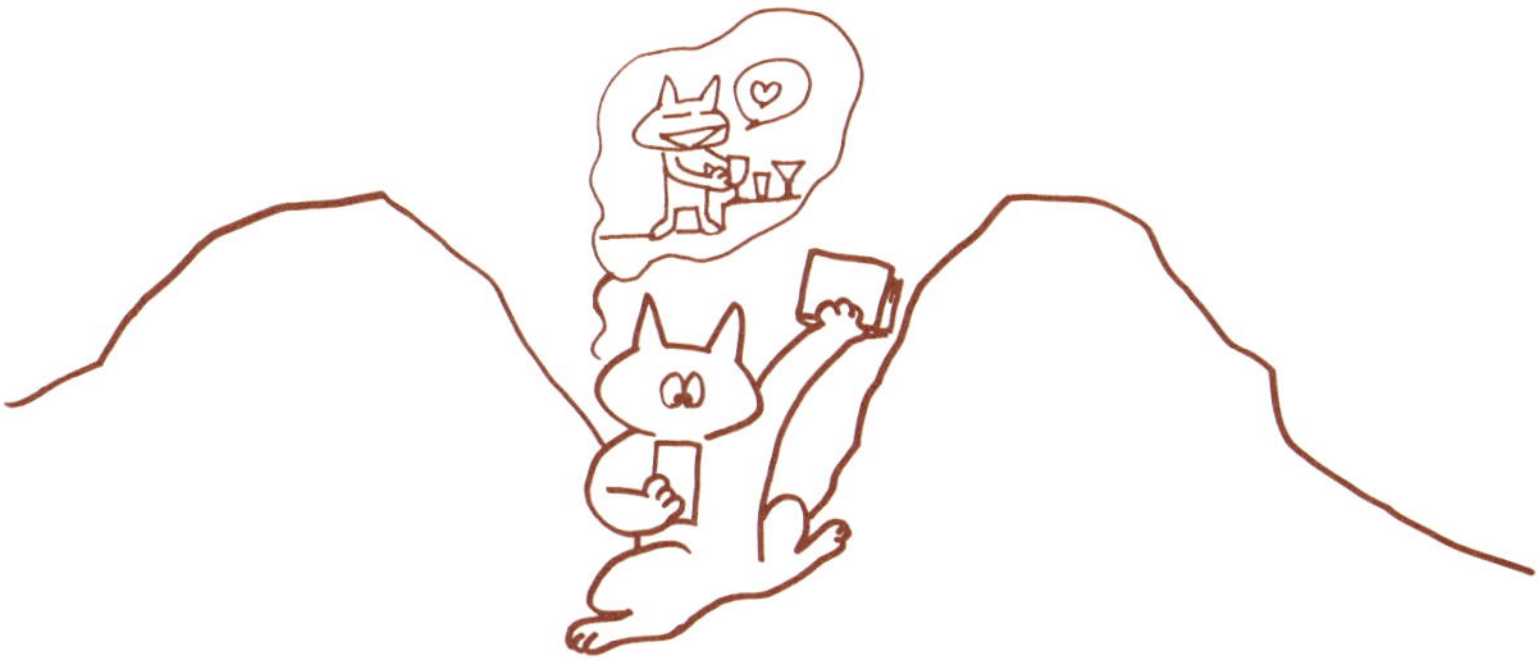

「ＡＤＨＤタイプ」っていうと、「ああ、片づけられない人でしょ～」と言われる。もちろんＡＤＨＤタイプ全員ではないけど、確かに片づけに関して非常に不利な「脳のクセ」をたくさんもっていることは事実。

まずワーキングメモリーの問題から、「いま片づけている」ってことを覚えておけないし、片づけていて様々な刺激を受けると、とたんにあらぬ方向に気が散っちゃう。しかも、もともと「捨てるモノも捨てたくないモノもごちゃごちゃになっている部屋」が目に馴染んでいるので、へたに片づけて「調和」を崩すことがいやだったりする。

でも、心の中では、「こんな部屋はいやだ」「片づけられない自分は嫌いだ」「部屋に友達呼びたいなあ」なんて思ってたりして……。

いったいどうすれば、このやっかいな「脳のクセ」と折り合っていけるのだろう？

大丈夫。コツさえつかめれば、きっと片づくよ。

## ただ、捨てるだけでいい

なんといっても、「捨てる」ことなくしては、絶対に片づかない。

逆にいえば、「これは捨てていいんだ！」とわかれば、そして、捨てて捨てて捨てまくる習慣さえつけば、部屋は片づく。

「片づいた！」「部屋にお友達を呼べた！」と溢れる笑顔で語る「片づけ成功者たち」に共通しているのは、とにかく画期的に「捨てられる」ようになったことだ。

一日に十〜二十袋のゴミを、服を、雑誌を捨てられるようになれば、ほぼ問題は解決するのだ。

ＡＤＨＤタイプが、「捨てる」ときにぶつかる壁がたくさんある。

その壁さえクリアすれば……すっきり気持ちよい生活が、あなたの手に入るのだ！

## ①「捨てる恐怖」を捨てる

端から見ると、ただ秩序もなくモノが積まれ、散らばっているだけの部屋。だが、本人の中では、「一つのそこにある世界」であり、それが他者の手で少しでも変えられたり、一部を捨てられたりすることに言いしれぬ恐怖を感じる場合がある。

まずは「部屋を変える」「馴染んだモノを捨てる」ことへの恐怖心を捨てること。すっきりと整理整頓された部屋は、予想以上に気持ちよく、あなたに幸せをもたらしてくれると信じよう。

## ②選別する

「捨てる」際の次の関門は、選別すること。

「いざ、捨てよう」となっても、「いつか使うかも!」という呪いの言葉が頭をよぎる。「それをいつ、どのように使うか」「本当に使うのか」というふうに、ＡＤＨＤタイプの脳は先のことを現実的に考えられない。

そしてとりあえずとっておけば安心、と思ってしまう。

しかし、よほどのことがない限り、「いつか使うかも！」の「いつか」は来ない。「迷うくらいなら、捨てる」と心得よう。

### ③「捨てるルール」をつくる

モノを捨てずにおくにはそれなりの基準が必要だ。

「これは捨てても良い！」「これは捨てないで！」という明確なルールを家族などで話し合い、書き出したりして、お互いに理解しておこう。例えば、雑誌は各人お気に入りの一～二種類にとどめてあとは捨てる、とか。

「捨てるモノ」「捨てないモノ」をきちんとルール化しておけば、例えば雑誌一冊毎に、「捨てる」「捨てない」を考えずにすむし、家族のモノも捨てられるようになる。こうして、飛躍的にモノを捨てる速度が上がるだろう。

また、ルールを考えていくことで、自分の「捨てる」「捨てない」のポイントや、モノに対する優先順位が明らかになるだろう。

## ④すべてを確認する時間はない

何かを捨てようとすると、それが一枚の領収証であっても、数え切れない思い出がフラッシュバックのようによみがえり、頭がくらくらしてくる。それなのに、モノを捨てる時には、すべての雑誌や新聞や本を読んで、確認したいなんて思ってしまう。

しかし、「時間」は無制限にあるわけじゃない。

捨てるための時間をかけすぎることは、片づけを阻害するだけでなく、あなたが他に使えるはずの「人生の時間」をも食いつぶしているのだ、という意識をもとう。ずっしり一束の雑誌や新聞は捨てれば一分、全部読むとどれだけ時間がかかるだろう？　時には確認しないで、「えいやっ」と捨てる度胸も必要なのである。

## ⑤シンプルな気持ちよさを味わう

空間の気持ちよさを味わおう。

少しだけでも片づいて、床面積が広がっていくと、「地（床）に足のついた安定感、幸福感」が味わえる。徐々にそれを広げていく、くらいの気持ちでいい。

捨てて捨てて捨てまくって、少しでも整理できるようになったら、できるだけシンプルな、扉などのない棚などに、分野別にモノを入れたりしていこう。

**⑥人に手伝ってもらう**

少々力技ではあるけど、人を部屋に呼んでしまう、というのも意味がある。完全でなくてもいいから、ある程度片づいたら、わかってくれそうな友人やお仲間に遊びにきてもらおう。

この部屋だけは見せられない、という秘密から解放され、精神的にもとてもラクになる人が多い。

また、お互いのモノは思い入れがない分、気軽に捨てられるので、交代で相手の部屋を片づけている人達もいるようだ。

一人で抱え込まないで、少しずつでいいから分割して手をつけ、活路を見いだそう。

また、片づけしているとき、そばにいてもらうだけでも効果がある。

例えば、雑誌を片づけていて、手にとって大切なところを切り取ろうとか、捨てるかどうか選別しようとか、考えているうちに、読みはじめてしまう。そして「片づけ」が中断（もしくは、終了）。しかしそこに友達がいれば、「おい！ 止まってるぞ！」と一声かけてもらえる。こういう「ちょっとした一言（remind=リマインド）」が大切なのだ。

自分でもできる限り、我に返って「おい！ 何やってる？」と自分につっこみを入れられるといいだろう。

**⑦業者を呼ぶ**

どうにも手が出ないと思ったら、業者などに入ってもらうことも手だ。例えば、病院で入院患者さんなどがひどい便秘になったとき、看護婦さんが「摘便」といって、固まってしまった出口の便を指でとってあげることがある。そのあとは便がでやすくなる。荷物でいっぱいの家も、「おうちの便秘」と思って、恥ずかしがらずに、専門家に手伝ってもらうと随分ラクになるのでは。

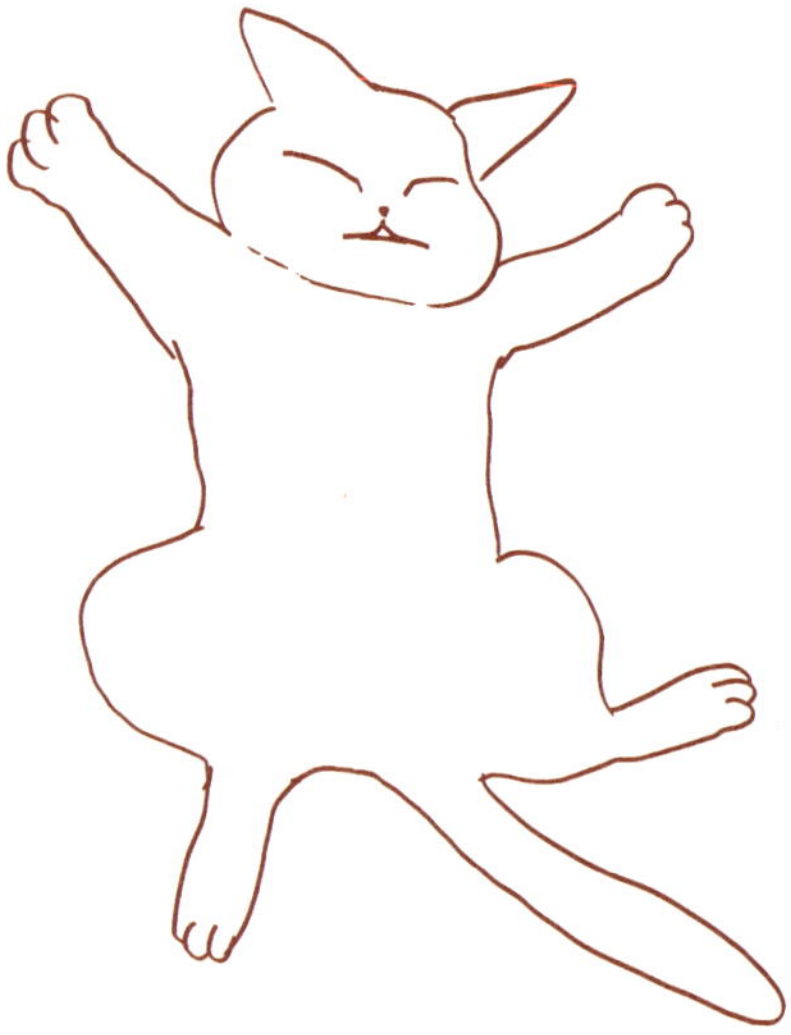

# 2

# 「時間」も「家事」も間に合わない！

「グルグル」しないで、
ゆったりラクに過ごすコツ

## 4 ああ、遅刻だ！

朝。もちろんぎりぎりまで眠っている。
目覚ましを見て絶叫しながら、
慌てて支度をしているときに限って、靴下の片方が、ない!?

靴下を探しに、洗濯機のそばまで行ったら、
今度はついやりかけて放ってあった洗濯をはじめてしまう。
ストッキングは網に入れないとね。
こんなところに、なくしたと思ってた帽子があった！
……あれ、私、何しようとしてたんだっけ？
こんなコトしている場合じゃない気がする。
そうだ。靴下だ！

汗を拭きながら時計を見ると、
もちろん時間はとんでもなくたっている。
「ぎゃっ！」
今日はとにかく早く行かないと私、
朝の会議で報告するのに。
明け方まで資料の準備をした苦労が
ムダになっちゃう。

靴下から時間は流れて、
結局会議の時間には間に合わず、
せっかく用意した報告はあとでコピーして
部署ごとに配って歩いた。
なんのために私は明け方までがんばったのかしらん。
靴下なんかズボンの裾から見えやしなかったのに……。

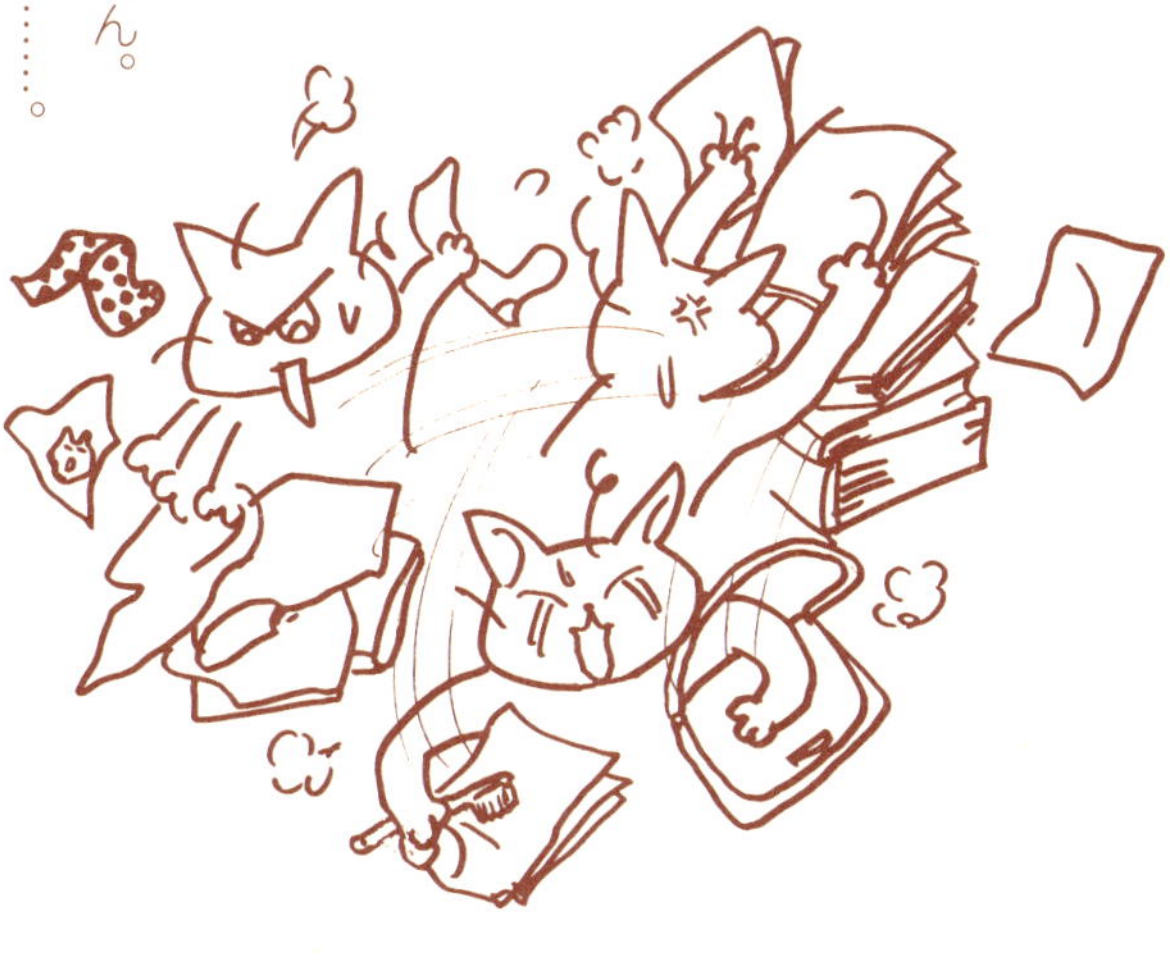

遅刻。

このためにこれまでどれだけ辛い思いをしてきたことか。

学校でも職場でも、成績が良くてもいい仕事をしても、必ず「遅刻」のことを言われちゃう。

「社会人の基本でしょう」とか「たるんでる」とか。

たとえ悪意がなくても、相手に迷惑かけちゃう、苦痛を味わわせる、という辛い現実は自分でもイヤというほどわかっているのに……、いつも必死なのに……、なんでこうなるの!?

友達との待ち合わせだってコンサートの開始時間だっていつも大切に思っている、それなのに……。

こんなふうに、みんな悲しい思いをしてると思う。

自分を責めるだけ責めてきたかもしれない。

わかる。

仕事をいい加減に思っているわけでも、相手をないがしろにしているわけでもないのに、そう思われてしまうその辛さ。

それでもなぜか繰り返されてしまう不思議さ。

そのなぞがわかれば、もう自分を責めるのではなくて、あらゆる手段を使って工夫してみようという気力も湧いてくるというもの！

大丈夫！　一緒にこのこんがらかった問題を解いてみよう。

**独自の時計をもっている**

通常の時計の針を思い出してみよう。

あえて文字で書いてみれば、「チクタクチクタク……」とたいへんお行儀よく、時を刻んでいる。

ＡＤＨＤタイプの時計の針は、「チ　　ク　タ　　　ク……チクタクチクタクタ　　　ク……」というように、まったくもって不規則に進んでいるのだ。

ＡＤＨＤ研究の第一人者であるアメリカのバークレー博士は講演の中で、

「ＡＤＨＤタイプの頭には時計がない」というような表現をされていた。少なくとも、ＡＤＨＤタイプ傾向にはない人の時計と同じものではないように思う。

空間・時間など、量を把握することが苦手なことも、ＡＤＨＤの特徴である。しかも、いつもギリギリいっぱいで、「余裕」という概念も、あまりない。だからたいていの場合、あるところに行くのに、「最短時間でうまく行けた記憶」をもとにしていたり、電車に乗っている時間以外に、乗り換えや電車待ちの時間を考慮することが苦手なのだ。

もし少しでも途中で時間が余ると、今度は即座に買い物をしたりして、時間・空間、あらゆるすき間に用事とモノを詰め込んでしまう傾向がある。「先のことを考える」ということが苦手なタイプが多いのだ。

### やってたことを忘れてしまう

これに加えて、「ワーキングメモリー」の問題もある。

前にも説明したが、これは少し複雑な概念であり、詳しい話は別の機会に触れるが、ＡＤＨＤタイプの生活の問題に深く関わっているので、わかりやすい実例でもう一度お話しよう。

例えば、ＡＤＨＤタイプは目の前のあることをしている途中に他の用件・刺激が入ってくると、元々やっていることがすっぽり抜けてしまったりすることがある。

玉突きのように、新しい用件・刺激に押されて、タスク（仕事などやろうとしていること）がどんどん忘れられていくのだ。

**例えば、洗濯物を干そうとしている場合。**

**手に洗濯物がある。**

←

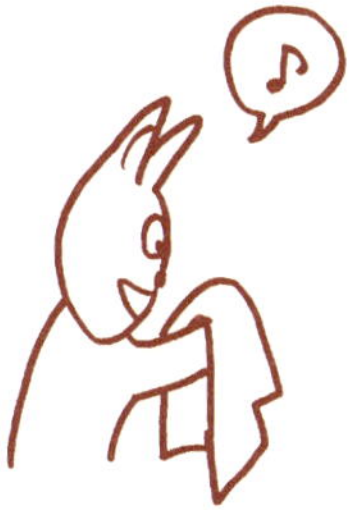

玄関チャイムがなる。

←

（洗濯物はその辺に置かれる）

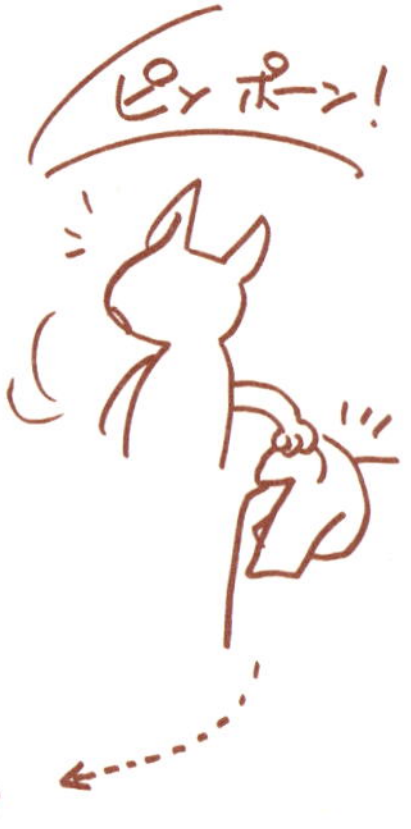


宅急便を受け取る。

←

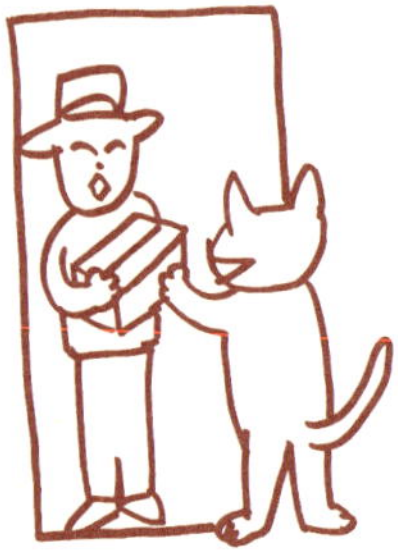

荷物を開けて、中身を確認する。

←

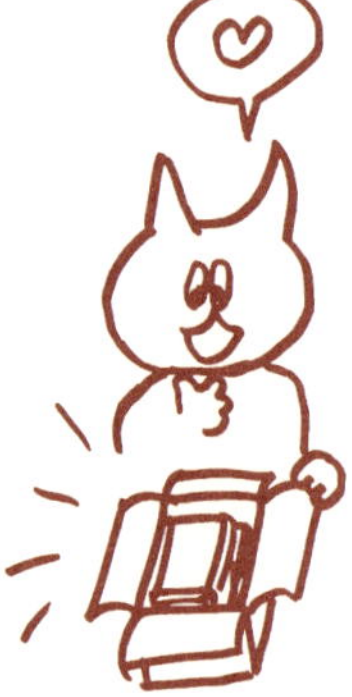

待っていた資料だったので、仕事をはじめてしまう。

←（洗濯物の記憶は、完全に消去）

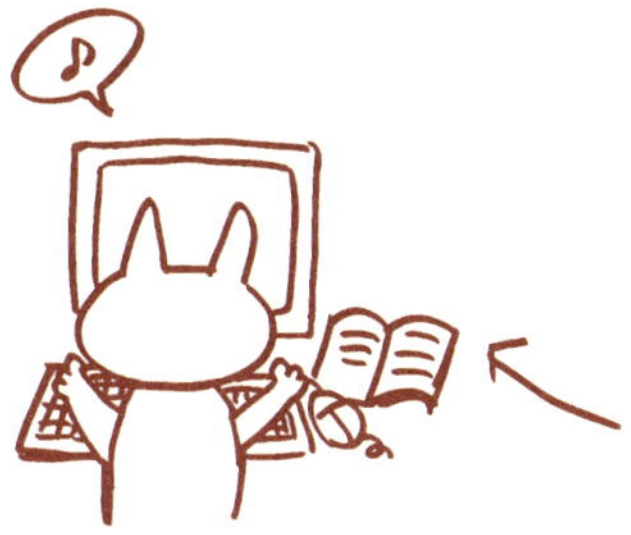

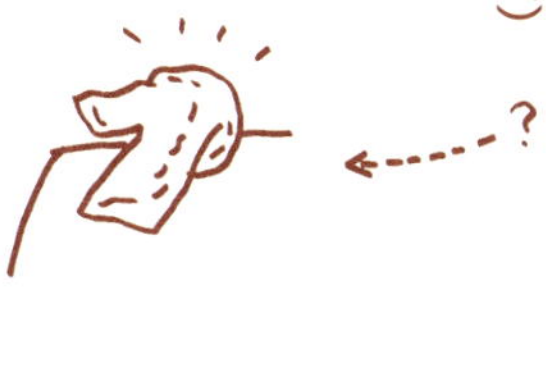

翌日、洗濯機の近くに行って、カピカピにしわのまま乾いた洗濯物を発見。
そこではじめて、洗濯の途中だったことを思い出す。
ＡＤＨＤタイプにとって日常茶飯事に起こっていることだろう。

これらのことは、仕事もそうだが、料理や掃除などのように手順が漠然としていたり、途中で気が散りやすいものに起こりやすい。

また例えば洗濯など、タスク完了までの時間が長いものの場合、特にそのタスクをおこなうことを「覚えつづけている」のが難しい。

では、なぜ、ワーキングメモリーに問題があると、遅刻してしまうのか。

家の中にある、様々なノイズ、刺激にそのつど反応し、一番大切な「出かける準備をする」というタスクを忘れてしまうのだ。出かけるときは、「とにかく出かける！」ということを強く意識しつづけよう。

こうした多くの要素が複雑に絡み合って、ＡＤＨＤタイプの生活はいつも混乱を極めている。

走り回って、疲れて、遅刻して、怒られて、落ち込んで……。

一つ一つの行動をうまくこなすことが、それをできる人からは想像がつかないほど困難。他の人からみると、「何やってるんだろう……？」と思われてしまう。

もちろん、こういった混乱を極めた生活の中でもなんとかサバイバルできるコツはある！

時間の使い方を見直して、すっきりラクに生きよう。

**①「守れる約束」ができる訓練をつもう！**

今一度、ＡＤＨＤタイプにありがちなパターンを整理してみよう。

**パターン1　普通無理でしょ、というむちゃな「土壇場詰め込み型」スケジューリング**

**パターン2　人に何か言われたときに、「なんとかなるさ」と深く考えずに受けてしまう**

**パターン3　頭が混乱して優先順位がつかなくなり「出発が遅くなる」**

では、これらの対策を考えてみよう。

**パターン1の攻略術——無理のないスケジュールの立て方**

まず、時間の読みの悪さ、ぎっしり予定を詰め込んで全部できると思いこんでいる現実検討の悪さを徹底的に自覚して、「思い切り余裕のある計画」を立ててみよう。

例えば、車の渋滞や電車の乗り換え時間が読めない、というとき、あなたがこれまで通常一時間前後かかると思っていたなら、二時間くらいを見積もって出発する。何も考えずにぎりぎりまで動き出さない人が多いので、しっかりその時間に出ること。

余裕があると、途中心穏やかでいられるので、焦って近道、回り道をしてさらにトラブルに巻き込まれることもなく、すんなりと良い道を試したりもできる。電車がこないとイライラせずに風景を眺めたり本を読んだりもできるかもしれない。

その余裕あるスケジュールを作っているうちに、「一日に確実にできる用件は、あなたが思ってるより少ない！」という現実に直面することになるだろう。実際の臨床では、薬や生活の指示のために二十四時間の時計を描いた紙を渡して話すことがある。最初に生活リズムを聞いてみると、食事やブレイクタイム、移動の時間、へたすると寝る時間まで考えていない人が結構いたりする。

また、すき間があるとそこに用事をつめこむことに専念するモードにもなりがちだ。そこで、優先順位を徹底的に判別し、「今本当に必要なこと」に絞って用事を減らしてみよう。

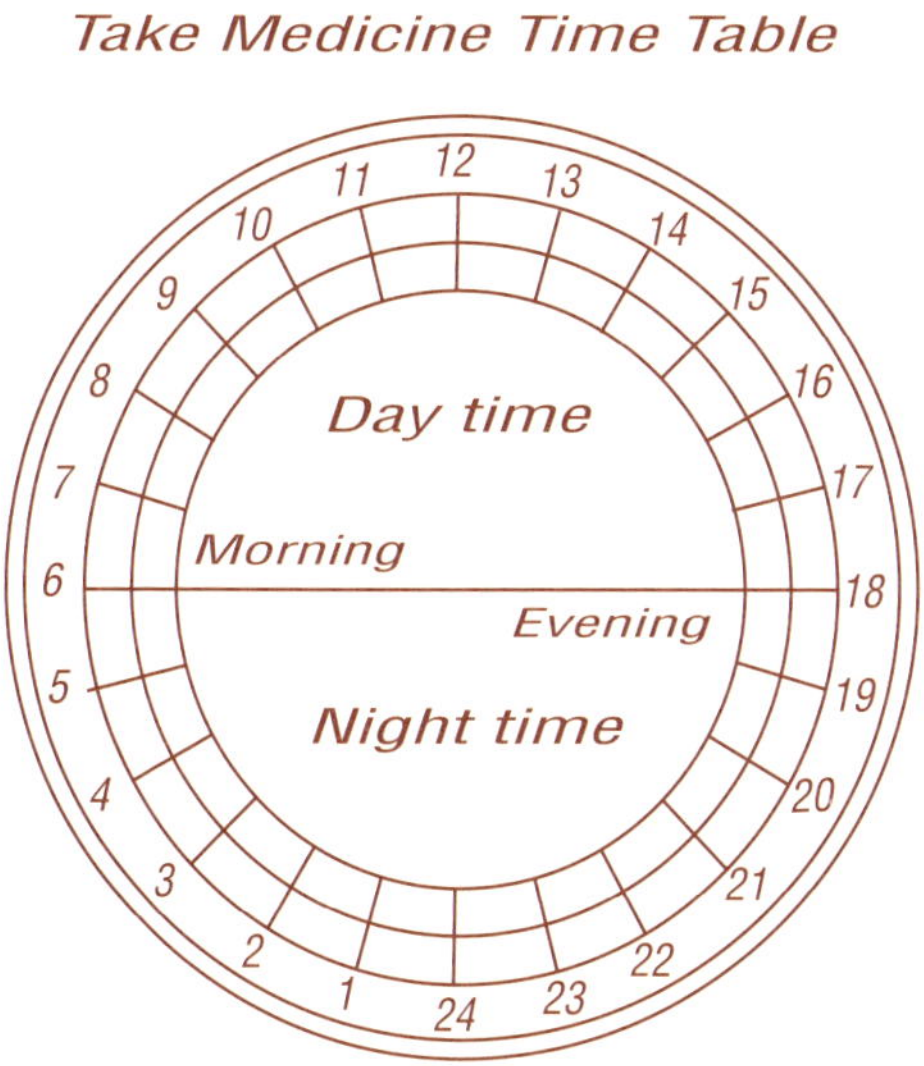
Take Medicine Time Table
12
13
14
15
16
17
18
19
20
21
22
23
24
1
2
3
4
5
6
7
8
9
10
11
Day time
Morning
Evening
Night time

## パターン2の攻略術――ノリで受けずにきちんと「約束」するということ

前述のようにがんばって実行可能なスケジュールを立てても、まだ「急な仕事の乱入」という問題がある。そこで、スケジュールを、一日でわかる書き方で、お気に入りの手軽な手帳や、携帯電話のスケジュールメモなどにつねに書き込みしてもち歩こう。

そして、「ちょっと待ってください」と言ってそれらを確認し、「ああ、明後日までは他の仕事が入っているので無理ですが、来週ならなんとかなるかもしれません」といったように現実的な話し合いをできるようになると、あとから「やはり無理でした、ごめんなさい」とか「ドタキャン」とかはかなり防げる。もちろんそこでの約束もその場で書き込もう。

## パターン3の攻略術――「ついで」にご用心!

やっと出かける段になって「あ、ついでに駅前の郵便局で期日過ぎてる振込しようかな、用紙探さなきゃ……あと、あそこのパスタ屋で食べてから行こうかな。でも白い服だとこの間ミートソースつけちゃったし、他の服の方がいいかな……そういえばこの間干した服とりこんでないけど、あっちにしようかな……」こうして家を出発するのが激しく遅れていく。「ついで」に走らずに「とにかく今は出かける！」を忘れないようにしよう。

## ②携帯電話やタイマーをうまく利用する

携帯電話のアラームやスケジュールメモは、ADHDタイプにとって非常に便利なツール。町中で手帳を開くのはけっこうたいへんだが、携帯なら手軽にどこででも書き込んだり確認したりできる。メールもできるし、デジタルカメラやボイスメモの機能などもあり、ちょっとしたことの記録にも便利。

例えば、朝十分おきにアラームをかけることもできる。

スケジュールごとにアラームをつける場合、記入時に時間を指定する必要があるので、前もって時間を見積もるクセができる。スケジューリングを立体的に意識し、理解する習慣をつけよう。

## 5 人生に「枠」と「すき間」を作ろう

毎日、仕事・仕事……。
土日はただ寝ているだけ。

周囲がザワザワしていると、集中できず、
つい残業や仕事のもち帰りが多くなってしまう。

友達とも長いこと会っていない。
家族にさえ、盆・暮れでも会わなくなってきた。

さらに自分が「ホッ」と一息つく時間もない。

こんなことを考えて、ふと気づくともう何年も
「自分のこと」を考える「すき間」がない気がする……。

仕事もいいけど、「先」のことを少し考えないと、
誰かがなんとかしてくれるわけじゃないんだよね……。

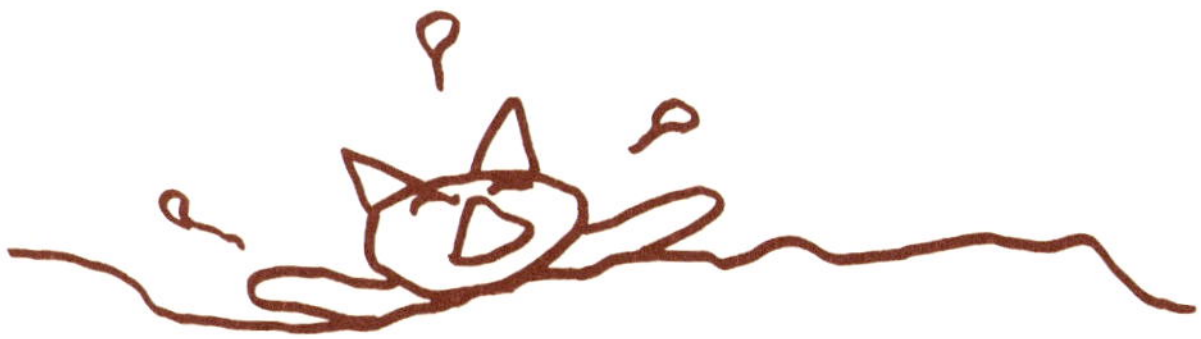

いつも洪水のように押し寄せる仕事や「やるべきこと」をこなすのに、首までつかって精一杯の毎日……。

それでも常に「さらにある用事」が溜まっていて、気が休まる暇がないよね。友達や家族とも会いたいのに、約束してもその日にいける確信ももてなかったり、疲れ果てていて余裕がなかったり。

自分をいたわる暇もなく……では、心もしぼんでしまうかも。

でも、どうして時間がこんなに足りないんだろう。

## 目の前のものしか見えない脳

ＡＤＨＤは、基本的に「狩猟動物的」なタイプの脳をもつ人が多く、狩りのとき、獲物を狙って、それ以外が見えなくなるように、目の前の関心事へは徹底的に集中しても、ほかのことはまったく眼中にない。まんべんなく周囲に気配りしつづけることが非常に苦手なのだ。

だから、仕事に集中してしまい、プライベート・タイムがない、人との付

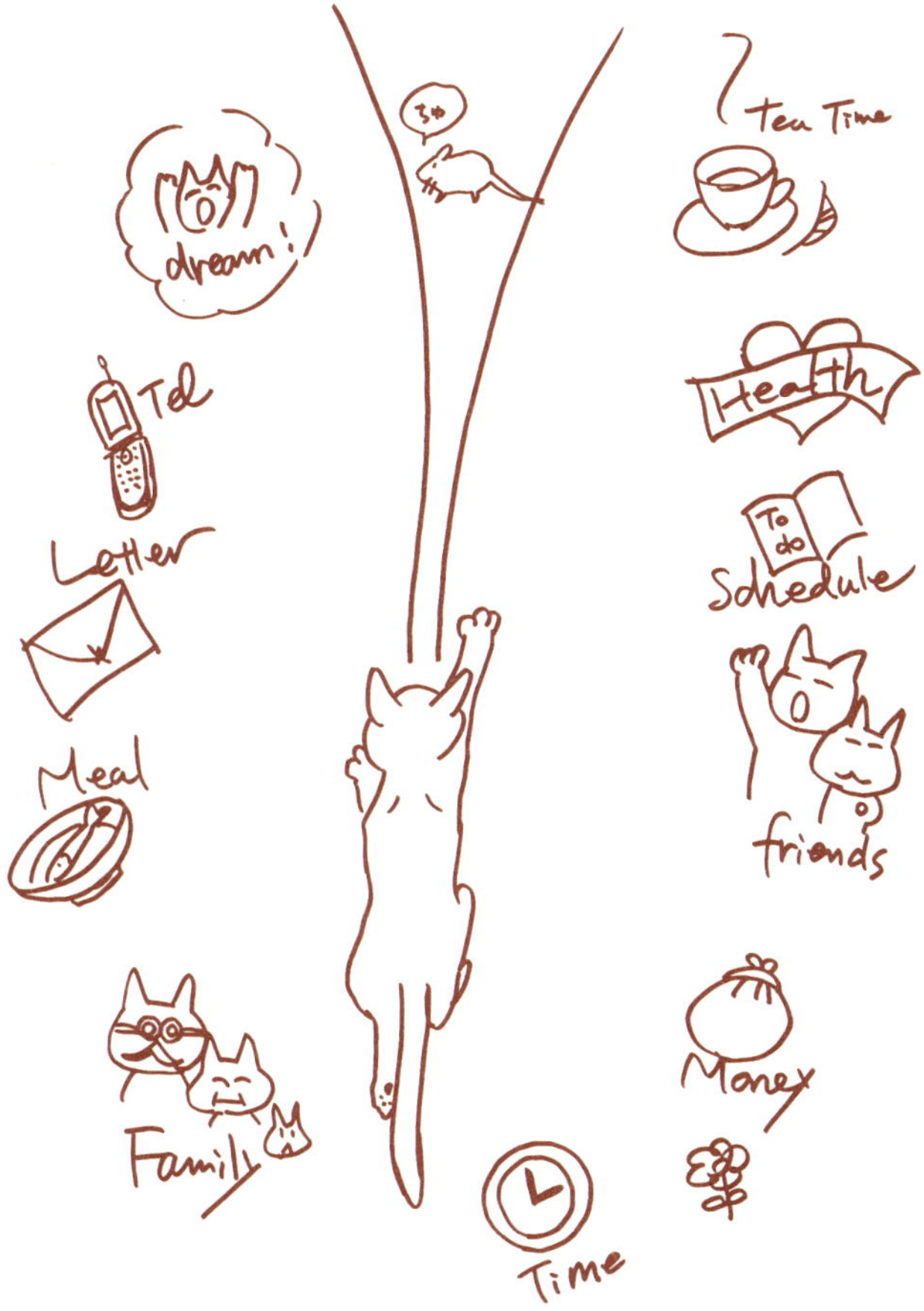
Tea Time
dream!
Health
Tel
To do
Schedule
Letter
friends
Meal
Money
Family
Time

き合いがない、といった状況に陥りがち。

もちろん「仕事一筋」も悪いことではない。ただ、問題なのは、それが「成り行き上の仕事一筋」になってしまうことである。

最終的な目標や、長期的な展望をもって、そこに向かっていくのではなく、その場その場で目の前の仕事をこなしていく毎日。

その時、その時の達成感はあっても、成功体験を積み重ねにくい。

また、行き当たりばったりで生きているだけでは、いつまでたっても、人と心を通わせたり、人生を楽しんだりすることは難しい。

いつも首まで「やるべきこと」に浸かっている人生から、「自分が心身ともに本当にしたいと思うこと・必要なこと」をする、自分のための人生をめざそう。そのためには、「今、何をするか」「これから、何をしたいか」を自分で調節し、決めていくこと。

例えば、こんなふうに。

### ①「自分とのアポ」の時間を確保する

突然押しかけてくる急用にすべて対処していると、「急務ではないがとても重要なこと（いずれ実現したいと思っていることへのステップ、必要な勉強、人間関係、など）」が常に後回しになってしまう。

そこで「急務ではないが重要なことのための時間枠」を「自分とのアポ」としてあらかじめ確保しよう。

例えば、◯曜日の早朝の一～二時間、というように曜日・時間を設定する。

そしてその時間に、後回しにしていた懸案事項をこなそう。

こうすることで、「やるべきこと」にがんじがらめになっている人生から、前に一歩進むことができる。

### ②目標や計画を再確認する

そして、「急務ではないが重要なことのための時間枠」の中で思いついた「これからやりたいこと・必要なこと」は、忘れずに実生活の時間枠の中に配分していこう。忘れないように、目標や計画を、例えば絵や計画表など、自分が楽しめるやり方で少しずつ記録していくことも大切だ。

### ③自分をいたわる時間を作る

自分を「いたわり、無条件に愛する時間・空間」をもとう。

例えば、日常の中に、たとえ短い時間であっても「お茶を飲んで冷静に状況や自分を見たり、純粋に休むためのブレイク(time for a cup of tea)」を「自分のための時間」として確保しよう。日常に「すき間」時間をもつことで、「追いまくられる」人生とさよならでき、こういう「すき間」にクリエイティブなアイディアや自由な発想が浮かぶことも多いのだ。

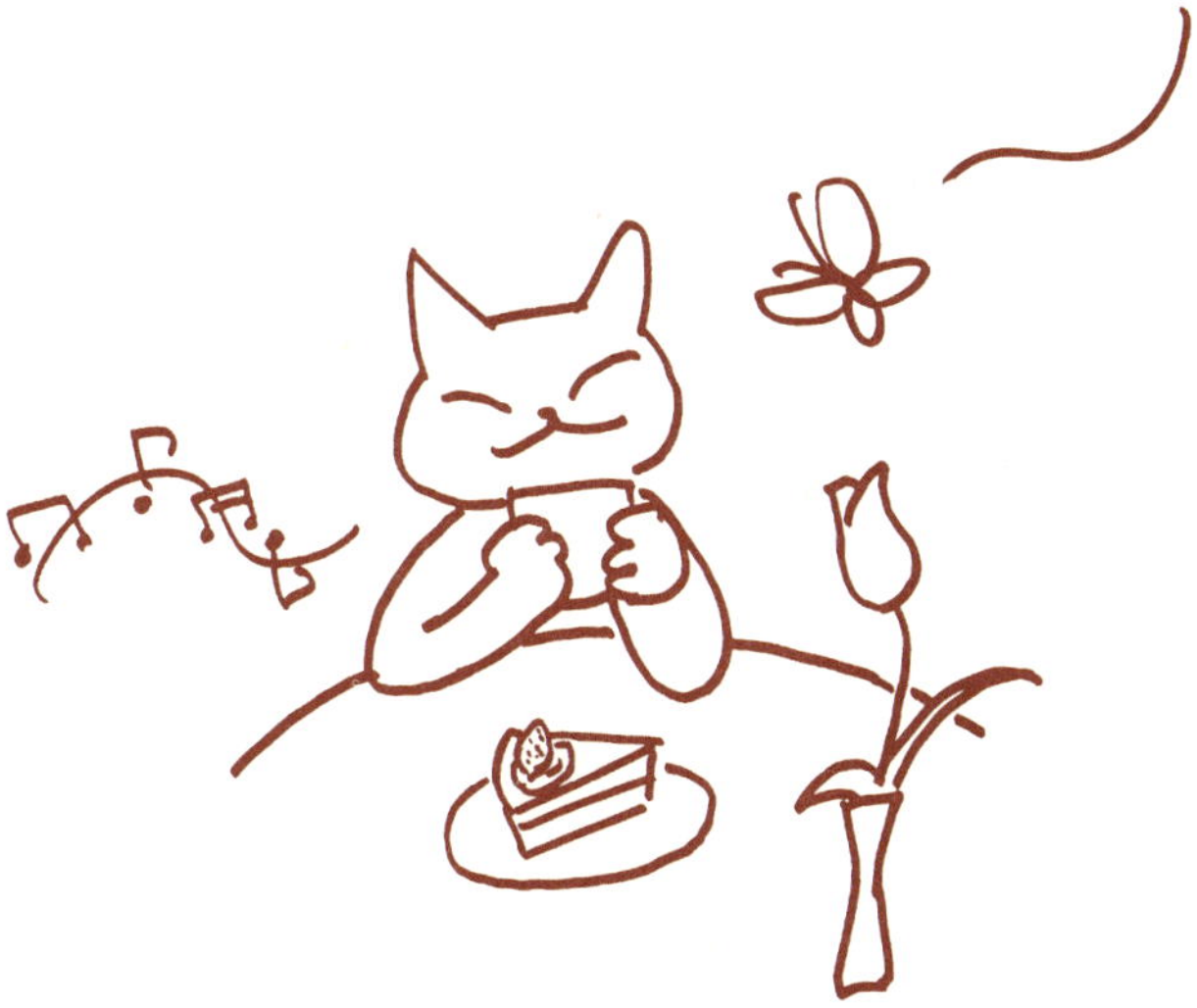

## 6 「さわやかな朝」を知っていますか?

叩きつけられた目覚まし時計が止まっている……。
ああ、会社だ……。
もう間に合わないし、寝たわりには疲れもぜんぜんとれていない。

といっても「夕べ」寝たっていっても、
空が明るかったような気がする……。

夜になると、いつも不思議なほど頭が冴える。
どんどんアイディアが湧いてきて、
寝るなんてもったいなくて考えられない!

かと思えば、別の日は、
夕食後、化粧を落として、お風呂に入って、
顔を洗って……と思いながら、
ソファ、床、こたつ、
あらゆる場所で寝てしまったり。

テレビはつけっぱなしで、砂嵐……。
読みかけの本が背中にあたって、痛い。
寝た気もしないし、夜中に起きてしまう……。

どっちにしろ、朝になると大後悔。

朝からさわやかな人って、どういう生活してるんだろう?

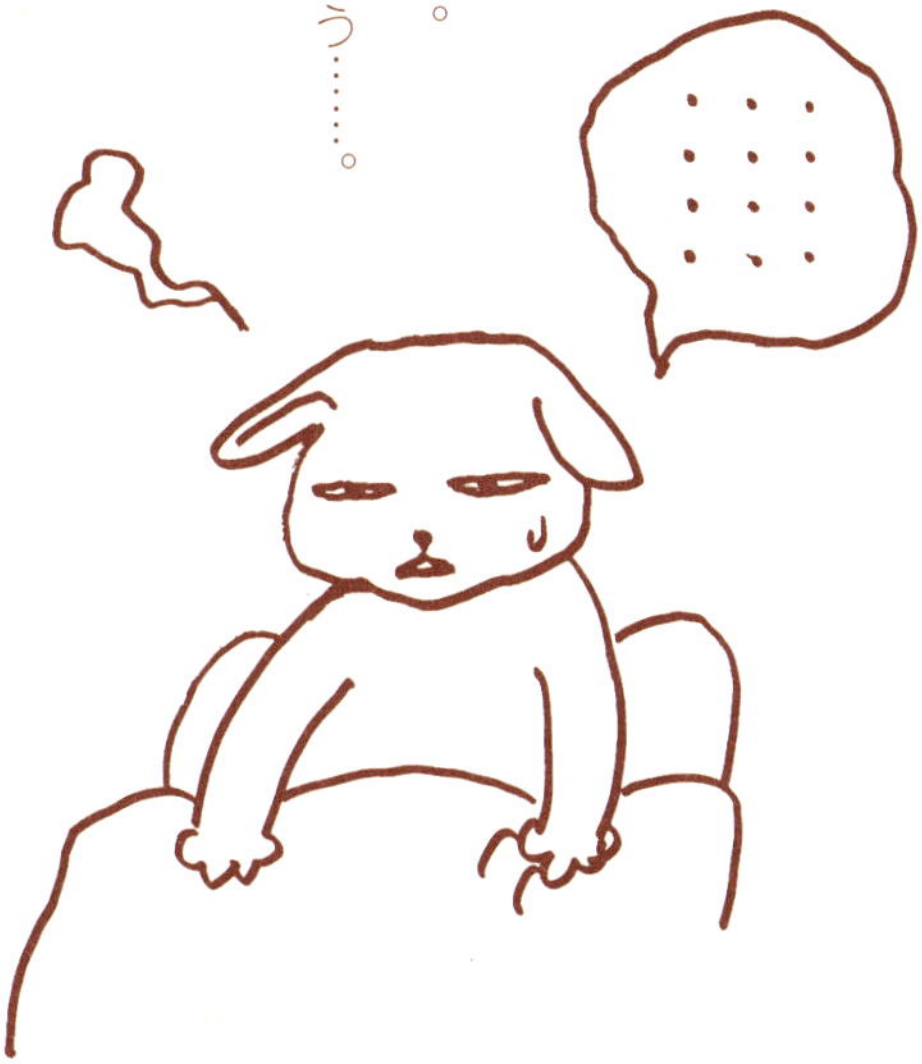

小さいときから「夜更かし朝寝坊」とよばれて幾歳月。「ホントは早寝早起きがいいんだよな」と思っているのに、なぜか気がつくと午前二時を過ぎている。

この不思議な感じはなかなか人にはわかってもらえない……。

遅刻に欠勤、寝不足でぼーっとしているのを叱られて、落ち込んだり。

毎回「ああ、これではいけない」と思ってるのに、なぜ夜更かししちゃうの？

でも、自分でその理由がわかれば、どうにかなるかもしれないよ。

大丈夫！　ずっと「夜更かし朝寝坊」だったのが、今ではすっかり早寝早起きですっきりいけてる人たちも、ちゃんといる。

そのコツがわかれば、これまで知らなかった人生を体験できるかも。

## なぜ夜中に頭が冴えてしまうの？

前にも述べたように、ＡＤＨＤタイプの脳では、前頭葉機能が低下していることが多いため「動き出すことが困難」「動き出した後、止まることが困難」という性質がある。

夜、興奮してなかなか眠れなかったり、いったんソファなどで脱力してしまうと、「これから、ちゃんと寝よう」という区切りをつけてきちんと眠りにつけないのもそのあらわれなのだ。

しかも、もともとADHDタイプは、多くが「夜行性」で、放っておくと午前三、四時に寝て昼頃起きるリズムになりがち。だから、「ものすごく意識的に」寝起きをコントロールしないと、一般社会に適応できなくなる。

しかし、多くの人は、「寝つきが悪い（入眠困難）」という意識をもっておらず、「眠くなるまで寝ないだけ、頭が冴えているから仕事しているだけ」という認識でいるようだ。

さすがに社会人になると、翌朝起きるために早めに寝ようとがんばっている人もいるが、つい、夜は元気にネットにはまっていたりと、眠くなっても往生できない。深夜になっても「あれもしなきゃ、これもしなきゃ」と「今日やらなければならないこと」を怒濤のように思い出してしまう。

なぜなら「動き出したら止まらない」「夜型」という脳の性質に加えて、本来ＡＤＨＤタイプは「今、この瞬間にやっておかないと……明日？　そんな先のことはわからない！」というような切なる思いに突き動かされている生き物だからなのだ。

## 明日やろう！と区切りをつけよう

しかし、これは辛いことである。

長期展望をもって少しずつ何かをするとか、「明日の自分」を信用していったんお休みすることができない。自分のノリや集中を自分でコントロールできないのだ。

だから、「動けそうな今のうちに、全部やっておかなきゃ」という強迫観念がいつの間にか根づいてしまっているように思う。

そんなＡＤＨＤタイプが「明日やればいいや」と思えるようになるには、

明日確実に起きられる、明日やる気になれる、明日まで覚えていられる、という自信が必要なのだ。

もしも、少し早めに朝から動けるようになったり、起きられる安心感が出てくると、「今日はここまで！」と（良い意味で）あきらめて、「明日クリアな頭でやろう！」というように安心して眠ることができるようになってくる。

そうなると、非常に理想的なパターンとして、早く寝て、早く自然に起きられて、「さわやかな朝」を迎え、クリアな頭と元気な身体でいつも余裕がなくて時間に追われてできなかったことなどをサクサク、マイペースにこなしていけるだろう。

急には無理としても、少しずつ試してみよう。

**①逆算して行動する**

早起きするには、どうしたらいいのか。まずは、当然「早く寝」なければいけない。別項にもある「逆算」の考え方だ。

例えば、「早く起きる」には、「早く寝」なければならない。「早く寝る」には、「早く寝支度」をしなければ。

そのためには、何時に風呂に入って、何時に食事をし、何時に仕事を終えたらいいのか、と逆算して考えてみよう。

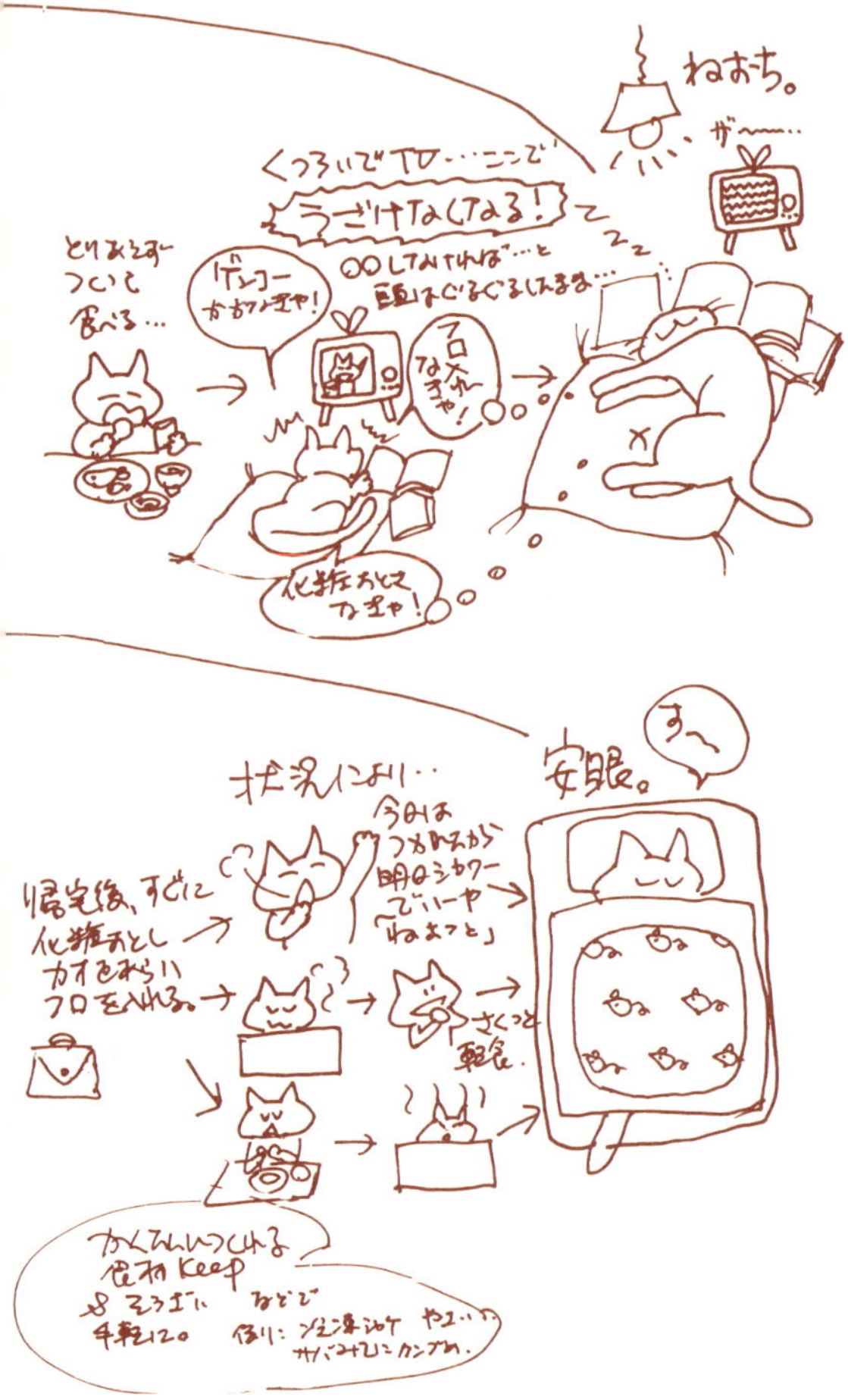

とりあえず
ついて
食べる…
ゲンコー
かかなきゃ!
フロ入れなきゃ!
化粧おとさなきゃ!
くつろいでTV…ここで
うごけなくなる!
○○しなければ…と
頭はぐるぐるしたまま…
ねおち。
ザ〜〜…
状況により…
帰宅後、すぐに
化粧おとし
カオをあらい
フロを入れる。
今日は
つかれたから
明日シャワー
でいーや
「ねよっと」
さくっと
軽食。
安眠。
す〜
かんたんにつくれる
食材Keep
& そうざい
手軽に。
などで
他に 冷凍うどん やさい…
サバみそにカンヅメ。

なりゆきまかせのままだと……

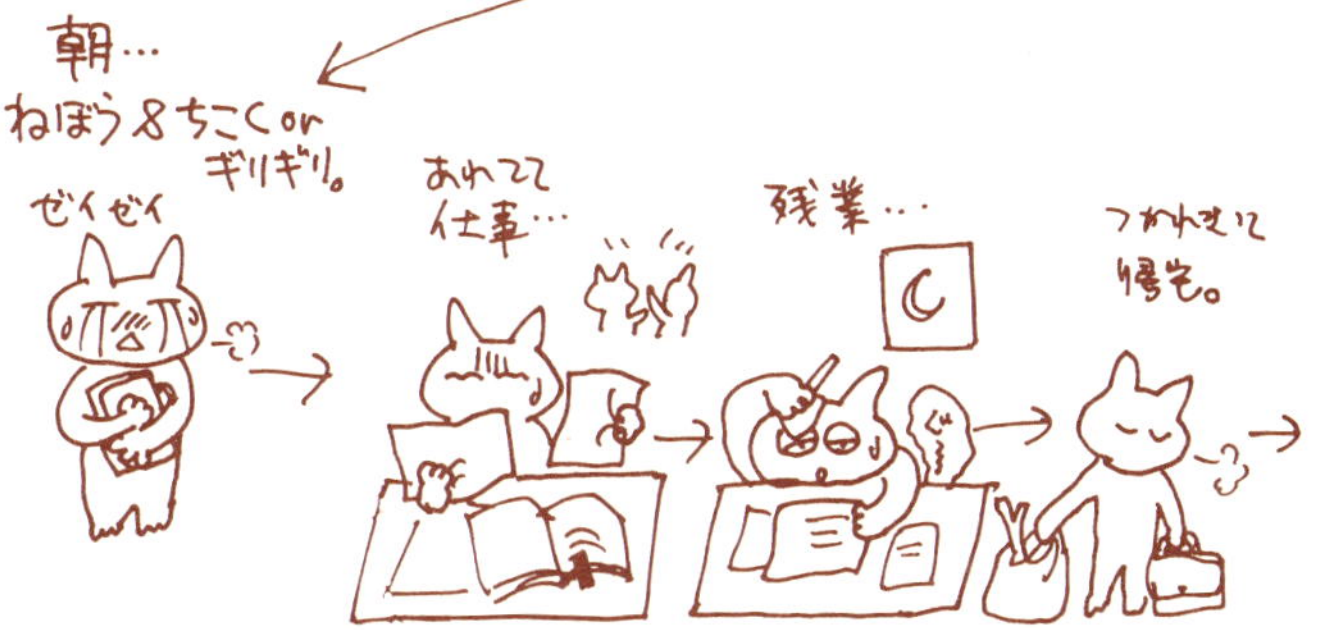
朝…
ねぼう＆ちこくor
ギリギリ。
ゼイゼイ
あわてて
仕事…
残業…
つかれきって
帰宅。

「はやね」を「イシキ」し工夫しつづける！

一度止まると動けなくなる傾向あり
なんでも早め早めにやっておく！

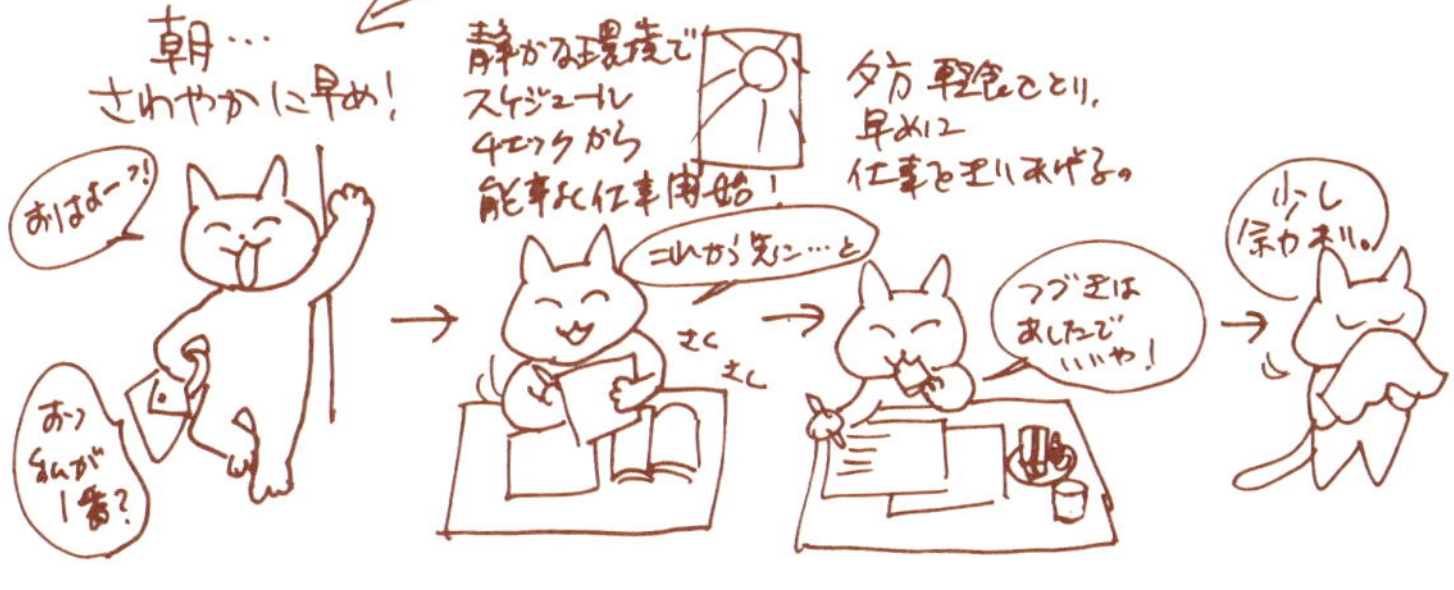
朝…
さわやかに早め！
おはよーっ!
おっ
私が
1番?
静かな環境で
スケジュール
チェックから
能率よく仕事開始！
これから先に…と
さく
さく
夕方 軽食をとり、
早めに
仕事をきりあげる。
つづきは
あしたで
いいや！
少し
余力あり。

しかし、ADHDタイプの人はそこまで予測して考えることが難しい。つい「一瞬、一瞬、今できるベストをつくそう」と考えてしまうからだ。

その発想を「明日の余力を残しながら、行動する」に転換すること。

そうして、残業→遅寝→遅刻→残業……の悪循環から抜け出そう。

仕事がフレックス制なら、早めに職場に行って仕事をしていると、カッコイイかもしれない。

もちろん、いきなり規則正しい生活に変えようとしても、無理。

まずは、一日おきにゆっくり寝る時間をとろう、くらいの気持ちからはじめよう。

**②早朝の時間を有効活用する**

一人で起きる早朝も、夜同様、あるいは夜以上に周囲も静かで、気が散ることも少ない。この時間を「自分だけの時間」として確保しよう。

仕事などの前に、わずかでも「自分の時間」をもって、勉強したり、その日のスケジュールを管理できると、一日のクオリティーがたいへん上がる。

また、まんが家、イラストレーターなど、いわゆるクリエーター系の仕事の人は、徹夜が多いと思われているが、実は早朝にやっている人も意外と多い。午前中だけ仕事して、午後はスポーツという人もいる。息の長い創作活動のためにも、いろいろと試してみよう！

こうして「早寝早起」が身につくと、精神的にも落着き、ADHDを改善するために薬を使っていた人も、その薬を卒業できるパターンが多い。いつも目覚まし時計との戦いで、いやいや起きていた朝を、余裕をもって迎えられると、自尊心も高まるだろう。

### ③日中眠い体質について

ADHDタイプは、日中の眠気を訴える人が多い。不規則な生活リズムのせいだけでなく、睡眠リズム障害や過眠症、ナルコレプシー、睡眠時無呼吸、季節性うつ病（SAD）などの合併がみられることもある。それでも、思い切り早く寝るなどして、長く良質な睡眠をとることができると、さわやかに起きられる人も多い。生活リズムの改善を試すことには、大きな意味がある。これが成功すると、薬の卒業も早いようだ。

また、ＡＤＨＤタイプは冬は「冬眠」してしまうこともある。

冬に調子がでなくなる季節性うつ病がある人は、世間で知られている以上に多い。

冬が近づいて日照が減ってくると、「気力がでない」「とにかく眠い」「会社に行けない」などの症状がでてくるのだ。また、冬眠に入る動物のように、炭水化物や甘いものを大量に摂って太ってしまう場合もある。

これは自分を責めても仕方がないので、「冬眠なんだね」と知って、以下に述べるような工夫をしてみよう。

### 1 光療法

太陽光と同じ、明るい光を浴びる療法。

長く研究されており現在では個人でも専用のライトを購入したり、レンタルすることができる（私のクリニックでは、待合室で試してもらっている）。晴れた日は実際に散歩をして太陽の光を浴びたり、カーテンを開けて朝日を入れたりするのも有効。

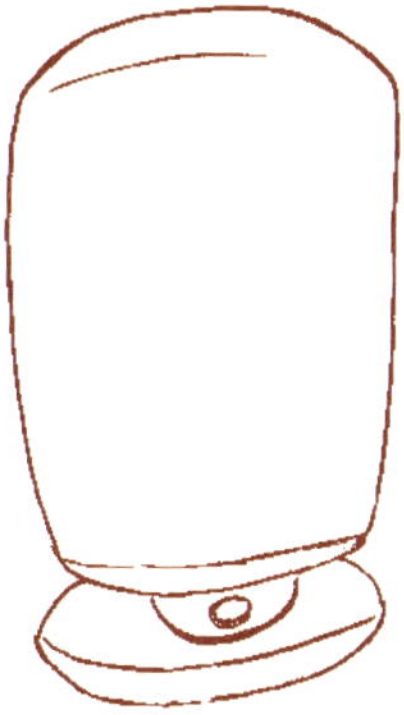

## 2 昼寝

お勤めの方。とにかく朝の眠気はソファーに座ると、つい二度寝してしまうほど強いので、できるだけ緊張を保ったまま玄関を出て、とにかく職場へ

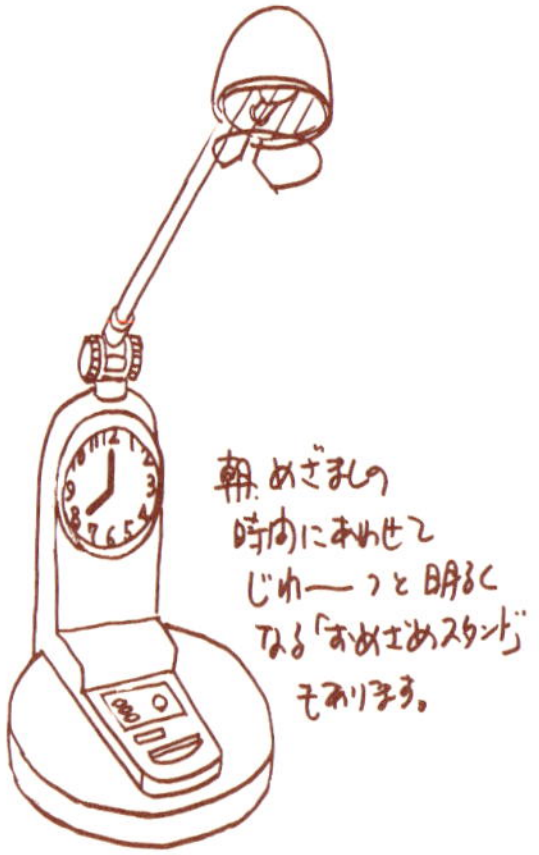
朝、めざましの
時間にあわせて
じわーっと明るく
なる「おめざめスタンド」
もあります。

行こう。そして、お昼休みなどにタイマーをかけて十五分や三十分の睡眠をとるのが有効だ。短時間のお昼寝は、冬でなくてもスッキリする。午後眠い人が私のクリニックでは圧倒的に多い。最近では社員に枕を渡して、昼寝を推奨する会社も出てきたようで心強い。

また、眠れなくても目を閉じて、「青い海と島」「山のログハウスの中」など、自分の好きな楽園イメージを思い浮かべてリラックスできると、思いのほかリフレッシュできるのでお試しあれ!

### 3 抗うつ剤

例えば、過眠症や季節性うつ病、睡眠リズム障害などをもっていると、睡眠の調整は専門家と相談しないと難しい場合もある。気分の落ち込みが止まらなくなったり、眠くて眠くてがまんできなかったり、会社に行くのがどうしても辛かったり……日常生活に支障をきたしたら、専門の病院で抗うつ剤を処方してもらう。

## 7 人生のコストパフォーマンスを考えよう

二十円安いティッシュを買いに、
遠いスーパーまで買いに行って、
フラつきながら帰ってきて、疲れ果てた……。
結局、その後のことは何もやる気になれず、一日を棒に振ってしまう。

水道代がもったいないし、
エコロジーの観点からも考えて、
おフロのお湯を、洗濯に有効活用。
けっこう面倒くさくて、なかなか手が着かず、後回しにして洗濯物を溜めてしまう。

洗濯はしたけど干すのをわすれちゃって、
あやしい臭いになってしまうのでまた洗い直して……、
というのを繰り返していつまでも進まない。

もう少し、ラクな生活をしても良いような気がする。
でも、どうやって……。

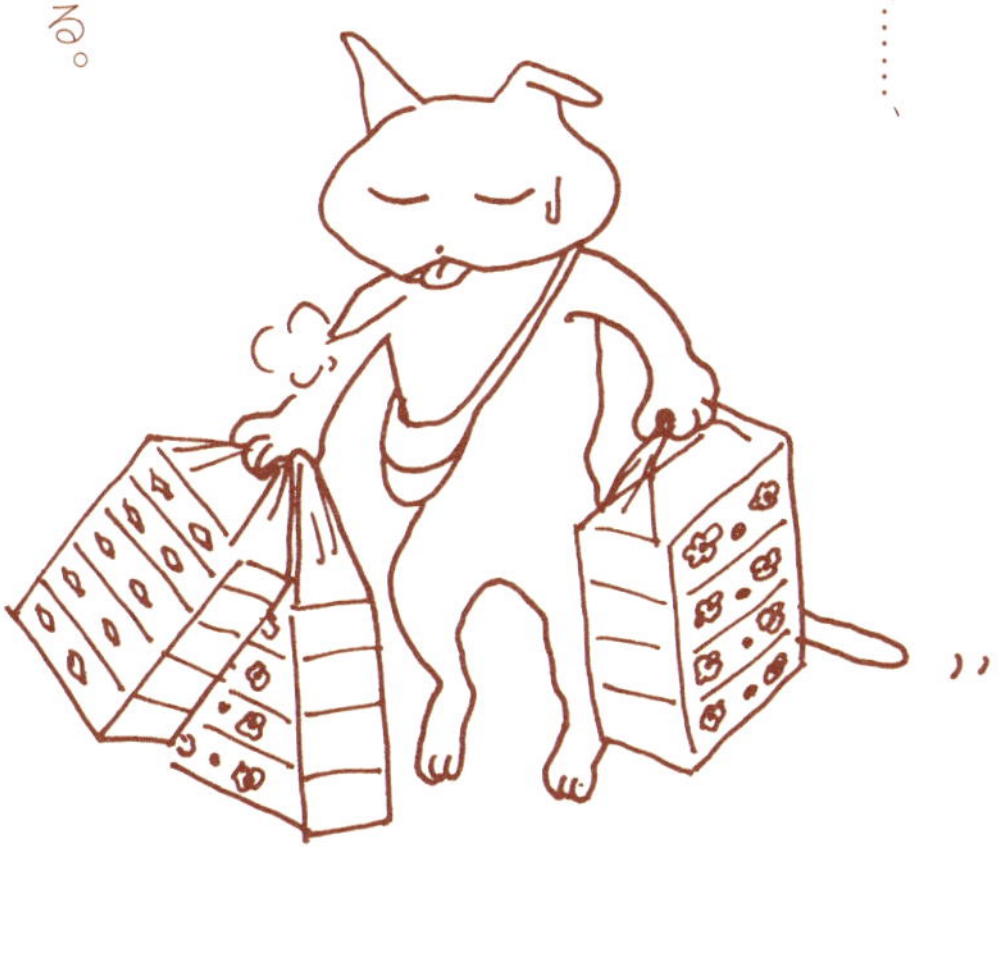

ＡＤＨＤタイプの人って、傍目にはぼんやりまったり見えるけど、頭の中は「最善を尽くすために必死」なことが多い。

理想はすごく高いのだ。ただ、行動が伴わないだけで。

「一番安いモノを買って節約したい！」「値段も気になるけど、地球にもやさしくなきゃ」などと、様々な理想をかかげてしまい、結局何も手につかなかったりする。

まず生活のすべてのハードルを低くしよう。

不器用な自分を受け入れて、もう少しやさしくしてあげること。

極端な「節約」や「エコロジー」は自信がついてから、と考える。

「フリーズする時間」「自分や家族の人件費」「ＡＤＨＤタイプの理想と現実」をちゃんと計算に入れながら、「生活のコスト」を見直してみよう。

## 「生活のコスト」を見直す

ここでいう「生活のコスト」は、けっして「金銭的」な部分だけをいってるのではない。時間、体力、精神的なエネルギーなどを含めた「コスト」なのだ。こうした貴重な「資源」を有効かつ、ゆとりをもって使えるようになると、もっと人生が楽しく、かつラクになる。

単に仕事や家事に突進するだけではなく、無理なく、毎日を幸福に過ごせるようなバランスを考えてみよう。例えば、細かいお金をケチってしまって、逆にすごく労力をかけてしまったり、無駄が多かったり……。そんなふうにしていつも赤字だと心の余裕はもてない。

苦手や困難に立ち向かうと、たちまちフリーズしてしまうADHDタイプは、ラクにできることを、どんどんラクにして、わずかでも人生の黒字を目指していこう。

**①便利ツールを使おう**

可能なら便利ツールは徹底的に使ったほうがいいと思う。

携帯電話、パソコン、全自動洗濯機(乾燥機能つきも便利!)、食器洗い機……。

こうした現代の「親切なこびとたち」が日々手伝ってくれるとどんなにラクになるだろう。

動くのが苦でなく、手早く物事にあたれる人にとっては、二層式洗濯機も遠くへの買い物も、それほど問題ではないかもしれない。

しかし、ＡＤＨＤタイプは、たいへんなことには一段と手がつけにくい。そこで仕事が滞り、やるべきことが溜まっていくことが多い。

まず、「理想と現実のギャップ」を踏まえて、自分にやりやすいレベルを考えてみよう。無理に二層式洗濯機を使って洗濯もストレスも溜め込んでしまうのではなく、全自動洗濯機で、ちょっとラクをしながら、溜めずに洗濯したほうが、人生にとっては黒字なのだ。

### ②食器洗い機の効果

食後に皆がくつろいでいるときに、自分だけ食器を洗っているのはなんだか寂しいという主婦が多い。それが思った以上のストレスになったりして、人生にとっては大きな赤字に成り得る。

例えば、食器洗い機を使ったら……。

意外と旦那さんやお子さんが面白がって、嫌がらずに食器を入れてくれたりするかもしれないし、なにより、機械が食器洗いを手伝ってくれることで、家事があまり得意でない人には「心の余裕」が生まれるだろう。

それは、単に「便利」だけに留まらない、非常に大きいメリットなのだ。

みなさんも、自分になじむツールを試行錯誤して発見してみよう。もちろん、財布と相談の上。

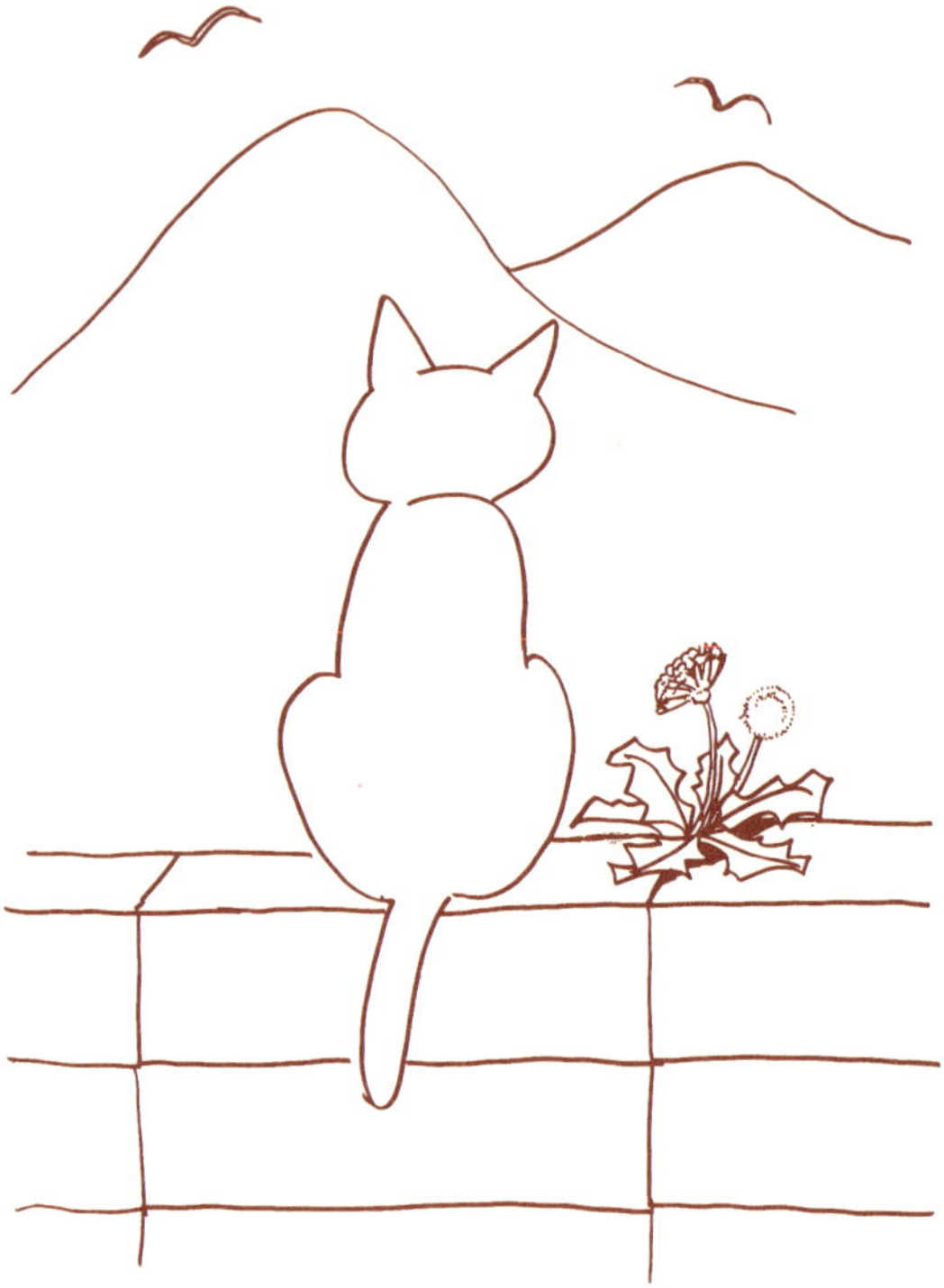

# 3

# 「感情」も「衝動」も抑えられない！

「ハラハラ」しないで、
おだやかに安心して生きるコツ

## 8 アップダウンの激しすぎる人生

なんだか、ジェットコースターのような毎日。
旅行や好きなアーティストのチケットが出るとなると、とりあえず予約！
でも、もう今年、海外旅行の予定が三つ。ツアーが五回分。

「ほしい！」となったら、一通り揃えないと気が済まない。
でもあとはそのまま、放って埃をかぶっている。
あの時買った「レアもののフィギュア・セット」、
どこにいったんだっけ……。

今考えるとどうでも良いことなのに、

昨日はあの人に激昂せずにはいられなかった。
ひどい言い方しちゃったなぁ。
しかし、言ってしまったことは、取り戻せない。
今更、謝りにくいなぁ……。

「こうしたい！」と思うと、ついしてしまう。
その時はスリルがあって、ワクワクして、
刺激的で満足感もあるが、
あとになると金と空間と人間関係、どれも減る一方。
しばらく自己嫌悪におちいるが、そのうち忘れてしまう……。
まさにアップダウンの激しい人生。
退屈はしないんだけどね。

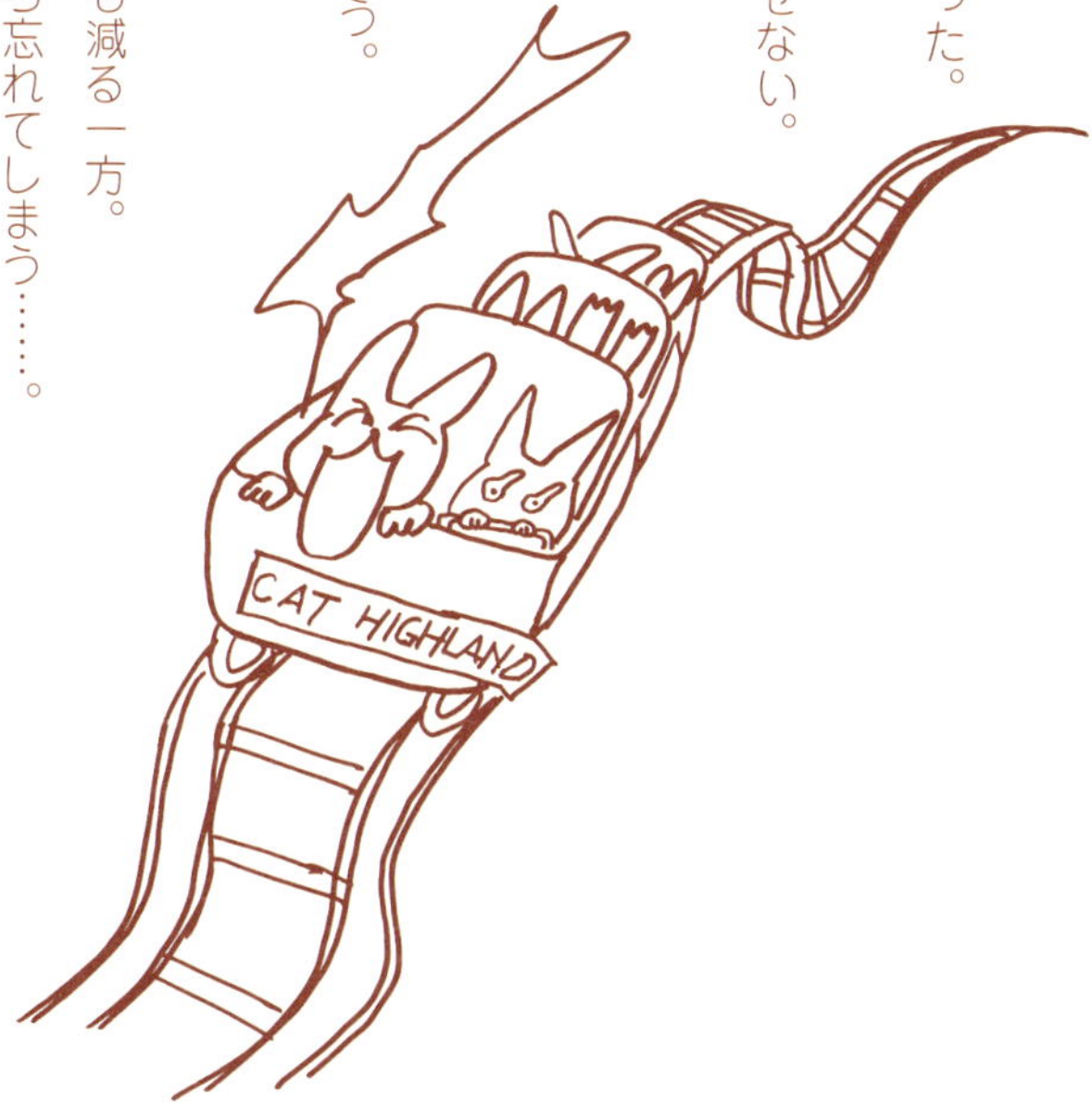

火事とケンカは江戸の華、なんて言葉があったくらいで、つい熱くなっちゃう人って昔からいたと思う。

彼とのケンカなんかもそれはそれで刺激的なんだけど、楽しめる度を超えちゃうっていうのはまずいよね。

それに、高揚したと思いきや、急にがっくりしちゃうなんていう、気分の波っていうのも疲れるはず。

なんでそう感情的になっちゃうのかわからないけど、自分でもまあそういうタイプなのかなってあきらめていない？

体質だって自覚があれば乗りこなせるモノ。

ちゃんと乗りこなせればそのパワーを自分の思うように使えるかも！

でも、どうしてそんな風に感情的になってしまうのだろう。

## どうして感情的になってしまうの？

ＡＤＨＤタイプは刺激に反応しやすい脳をもっている。また、もともと短い周期で感情の波がゆれてしまう。

また衝動も強く、ほかのこと（金・体力・人間関係など）を犠牲にしても、目前の目標（獲物）に突進してしまいがち……。

もちろん、突進したおかげで成功する部分もなくはない。

しかし結果として、そのために問題が起こったり、長期的には「不自由」になっていくこともある。

## 感情や衝動は「あなた」ではない

知っておいてほしいのは、感情や衝動は「あなた自身」ではないということ。それは、「あなた」が自分のエネルギーとして乗りこなし、コントロールしていく「馬」のようなものなのだ。

まず、感情も衝動も、罪のない、生き物として自然なものだととらえよう。

そして自分の中で否認することなく受け入れ、心の内部でもちこたえること。

ただし、この「感情・衝動を内部でもちこたえる（即座に行動化しない）」

ためには、ちょっとしたトレーニングが必要かもしれない。

**①言葉で表現する**

「行動化」してしまう前に、信頼できるカウンセラーや友人に、「言葉」で感情や衝動を表現し、共有してもらう。

こうして、自分の内部でもそれをもちこたえられる空間（コンテナー）ができることもある。

**②観察自我を育てる**

観察自我とは、自他の状況や心身の状態を冷静に、客観的で批判なしに観察する目のこと。この観察自我を育てていくことで、あなたはその、「生き物としてとても大切なエネルギーである馬」を愛し、理解し、乗りこなすことができる。

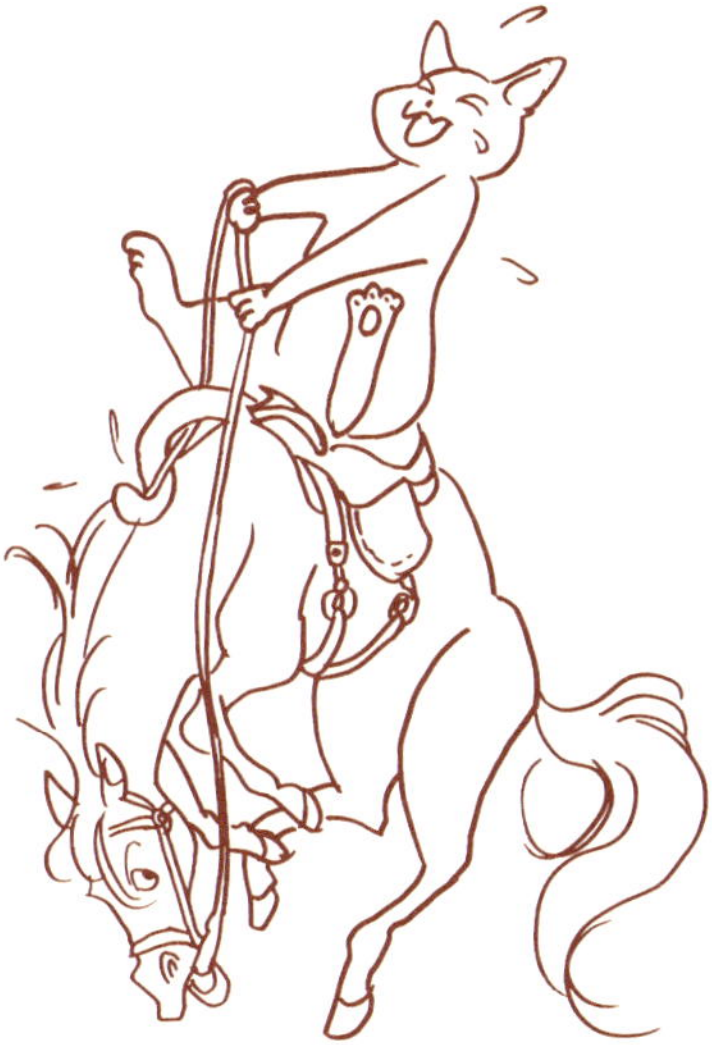

## 9　全部集めないと気がすまない！

何か興味の対象が出てくると、
とにかく可能な限り、早く、
かつ完璧に関連するものすべてを揃えたくなる。

雑誌、アロマテラピーグッズ、サプリメント、
化粧品、園芸ハーブ関係、パソコン関連グッズなどなど……。

「とりあえず」全部揃えるまで活動しつづけ、
揃ったころには、けっこう飽きていることもある……。
気がつけば、「このアロマオイル、もう古くて使えないな……」

なんてことも。

情報収集もしかり。
昔に比べればネットなどがあり、
確かにラクになったけれども、
使っている時間と体力を考えないといけないいな、
と最近思う。

そして、何より「ヤバイ」のは、
気がつけばお金と空間がどんどん減っていくこと。
捨てる決心もなかなかつきにくいし、
使ったお金も半端じゃないのよね……。
はぁ……。

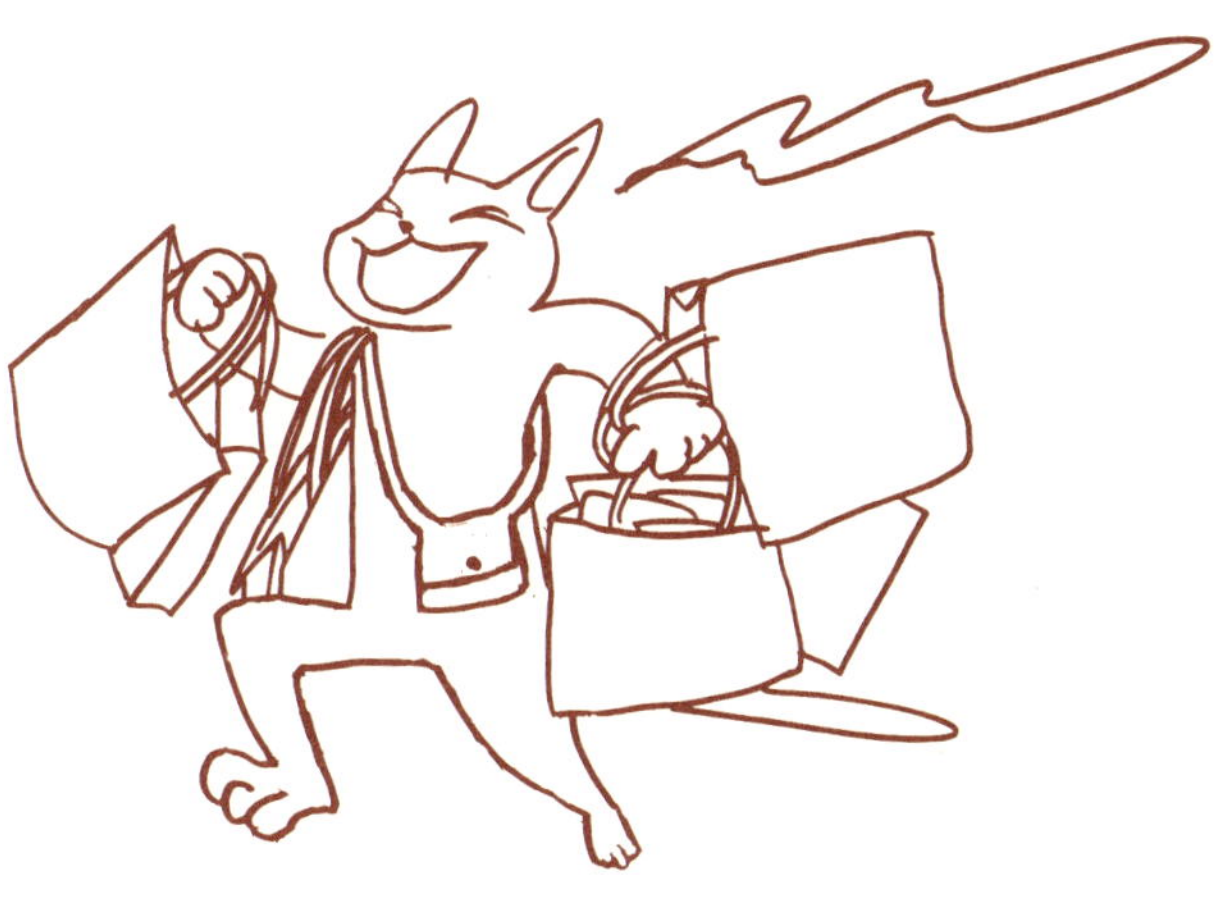

わかるよ～そのエキサイティングな喜び。

誰より早く獲物や情報をゲットするのは狩猟動物の本能だものね。

何度もいうけど、ＡＤＨＤタイプは狩猟動物に似ている。獲物とおぼしきターゲットだけが目に入り、それだけを追う性質がある。

よって結果予測はあまり視野に入らない。

だから、その場その場では、ピンポイントで勝てるが、手に入れたモノをどうするかは、あまり考えていないことが多いのだ。

そう、本物の狩猟動物ならジャングルで獲物は食べて終わるし、残りは誰かが食べてくれる。あるいは土に還る。

## ゲットする前の判断が大事

しかし……。

現代社会ではあまりに獲物も情報も多すぎて、それをゲットしても食べきれないし、消化しきれない。そもそも、ＡＤＨＤタイプはゲットすることだけが、目的だったりするのだから。

生き物はやはり必要とするだけよそ様の尊い命をいただいて食させていただくのが基本だよね。

現代の狩人は、家の中で獲物の骸骨に押しつぶされちゃう。だから、ゲットする前に、「本当に必要かどうか」より良い判断ができると生活全体がラクになっていく。ちょっと加減してみよう。

なんといっても、「その時食べたいものを食べたい分だけ」「ついではなしよ」が基本かなあ……。

大丈夫！　工夫しだいでなんとかなる。

**①必要なモノ、好きなモノだけに囲まれて暮らす**

「いらないモノ」をもたずに、「今使うモノ」「すごく好きなモノ」だけに囲まれて暮らすというのが、現代における「贅沢」ではないだろうか。

それを実現するために、涙を飲んで、「いつか使うかもしれない○○」「つい買ったけど飽きちゃった○○」などを捨てることを体験すると、次にモノを買いたくなったとき、「きゃ！　新しい！　おもしろい！　珍しい！」だけで買う前に「この子をずーっと家に置いておけるか、どこに置くか、いつ使うか、本当に好きか」と検討できるようになる。

**②カードは使わない**

金銭管理の話になるが、とにかくカードを使わず、「現金主義」でいく。

そして、イラストにあるように、毎週財布に定額の現金を入れて、その中で一週間を暮らし、スペシャル出費は別枠にとっておくようにしてみよう。

お札が減っていくのは、目に見えてリアルなので、「今日はこれくらいにしておこう」といった「歯止め」になる。

無理のない金額で設定すれば、意外とラクに続くし、定額を毎週渡してくれる人がいると、さらに良い。

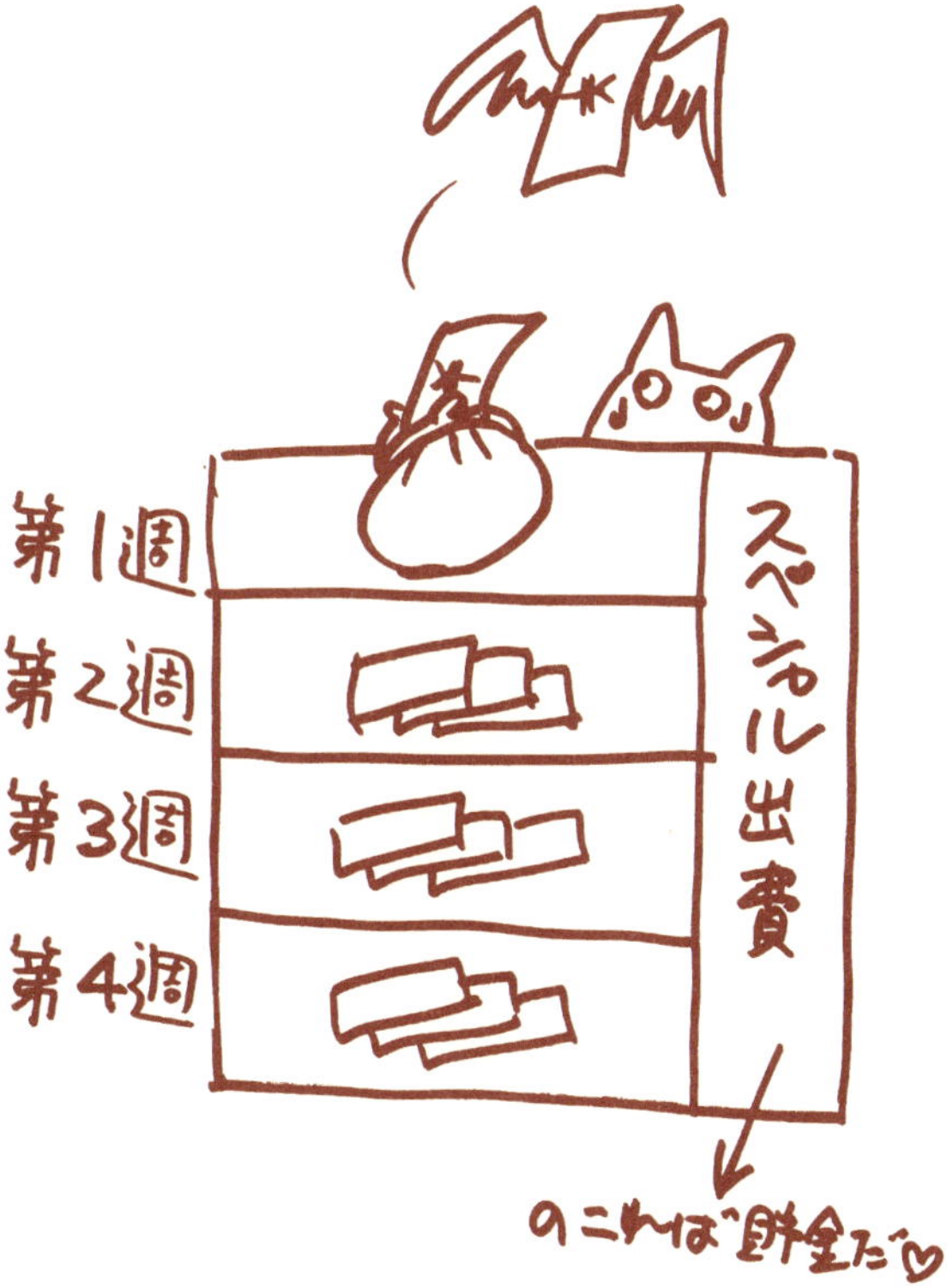
第1週
第2週
第3週
第4週
スペシャル出費
のこれは貯金だ♡

### ③周囲に「ひとこと」言って確認してもらう

周囲の人（家族など）に協力してもらえるとしたら、少し確認作業を手伝ってもらえたら良いかもしれない。

例えば、優しく「それ、本当に食べる？」とか、「それ、いつ使うの？」「どこに置くの？」「この間、同じようなモノ、買って残っているよね？」といった一言を嫌味にならないように言ってもらうことで、「ハタ」と我に返ることができるだろう。

そのときにどう判断するか、それはあなたが選択することだ。

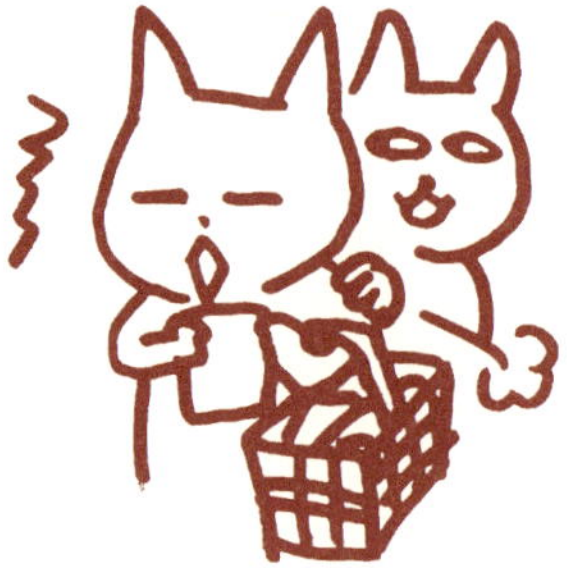

## ④同じシリーズで「つい」揃えない

欲しい美容液があったとしよう。自分が欲しい新成分が入っていて、評判も良い。「欲しい！」とデパートに行くと、まず化粧水から乳液その他、セットで諸々勧められることはよくあることだ。

もちろん、それを全部揃えたい気持ちはよくわかる。しかし、とりあえず今使っているほかの基礎化粧品のシリーズがあって満足しているなら、例えば、美容液を買うときに、ほかの化粧水やクリームのサンプルをもらって、自分の肌に合うかどうか試してから揃えても遅くはない。

「ついでに揃える」というのが、意外と落とし穴なのだ。

## ⑤「物欲ボード」を作る

これは患者さんが考えたすばらしい工夫。了解を得て、ここでシェアさせていただきたい。

①まず、ボードを用意。
↓
②カードに欲しいものをできるだけ詳しく書く（写真などを添えてもいい）。
↓
③カードを、とりあえずその時欲しい順番でボードに貼っていく。

取り外しができる形態で貼るのがポイント！

家族などで共有し、あらゆる面から検討して、優先順位を常に考えながらカードを動かしていく。

また、「欲しいモノ」が変わったら貼り替える。

例えば欲しい車のデザインが変わった、とか、電子手帳の新機種が出た、デジタルカメラがより小型化した、といえば、その都度、カードの写真やデータを更新する。

この方法のすばらしいところは、この一連の作業をするうちに、あたかもそれを買ったかのような感覚がもてること。情報収集しているうちに満足してしまう向きも多い。

　また、次々に出る新機種などの状況を見ながら、本当に今、それが絶対に必要なのかどうかを考える余裕もできる。例えばデジカメ、電子手帳などの購入を考えていたとしても、それらの機能のついた携帯電話が出れば、それで妥協できるかもしれない。

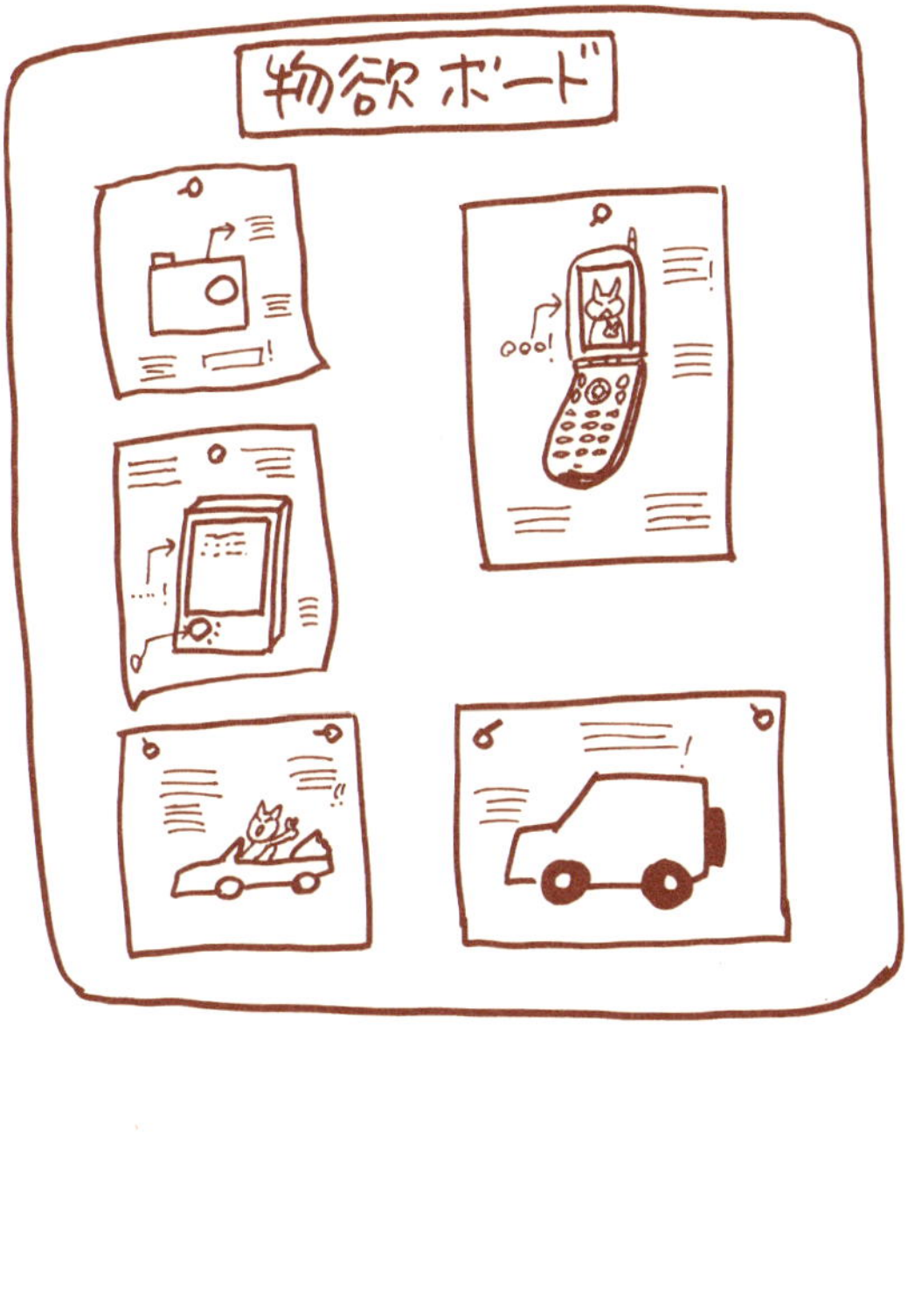

## 10 こだわりにメリハリを

シャンプー、リンス、トリートメントは、
もちろんお気に入りのモノじゃないとイヤ。
だから旅行のときには、つめかえ容器に入れ替えて
もっていく。これが結構めんどう。

旅行の支度って本当に苦手。
例えば服選びも、寒かったらこれがないとダメかもとか、
でもこの場面ではこっちの服が絶対似合うとか考えちゃうし、
旅行ガイドも、食べ物屋さんが充実しているこれと、
地図が見やすいあれももっていこう、

なんていつも膨大な荷物になっちゃう。
だからだんだん旅行自体がおっくうになってきちゃうのよね。
前の晩、徹夜で準備して翌朝ぼろぼろで集合時間ぎりぎり、
っていうのもよくある話。
そして、やっぱり「いつも荷物が大きいね」って言われちゃう。

そんなの適当にすればって言われても、
何が「適当」なのかわからない……。

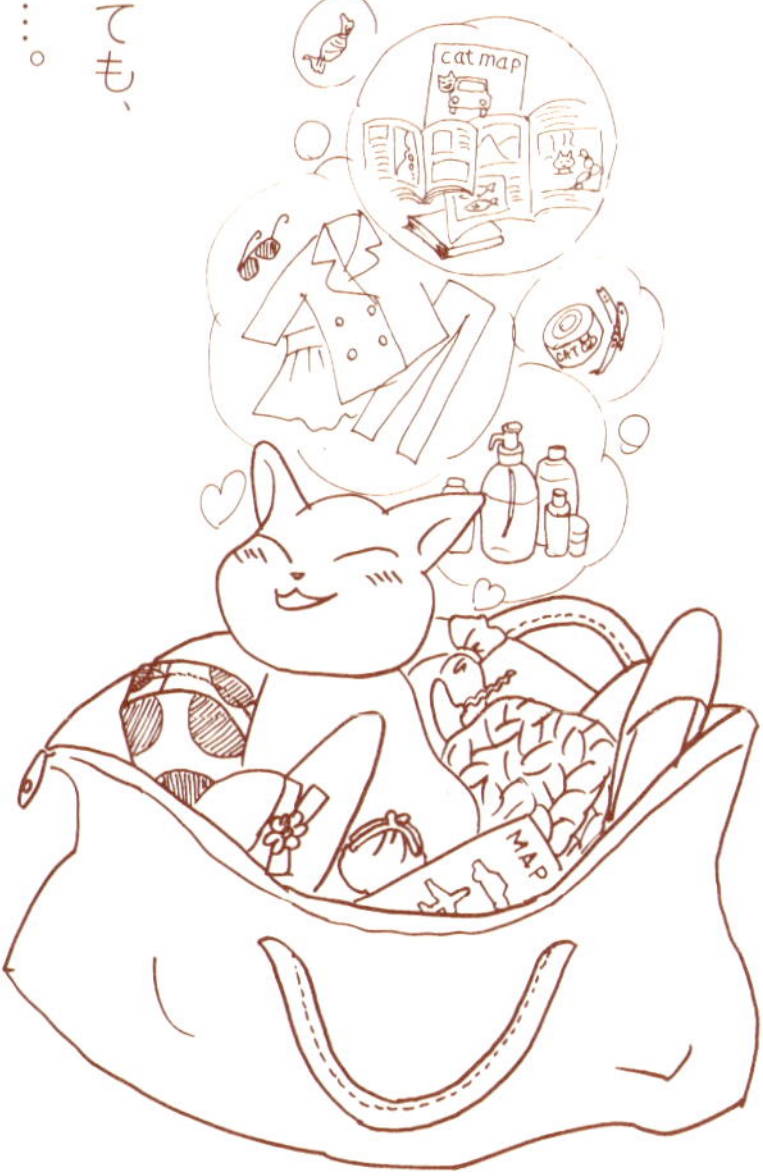

ＡＤＨＤタイプって「いい加減」とか「掃除嫌い」とか思われてるふしもあるけど、お風呂のあとに必ず床をふいたり、お湯をつかって洗濯しなきゃっていう、マメな人も、とっても多い。

問題は、極端にきれい好きすぎて、完璧に掃除をするのが疲れるので、風呂が面倒になったり、掃除も続かなかったり、むしろ「よい加減」がわからない、ってことだったりするんだよね。

荷物もやはり「よい加減」に中身を選別でききず、大きくなってしまう。

旅行の荷物同様、普段の荷物も巨大化しやすい人が多い。

いつも重い荷物をもって、出かけるのがおっくうになったり……。

**自分の傾向を見てみよう**

なぜ、「あれもこれも」思いついてしまうのだろう。

もともと、脳的に「先のことをうまく考えられない」という弱みがあり、「今とりあえず思いつくすべてのことを盛り込んで安心したくなる」傾向のＡ

DHDタイプ。

そんなあなたに必要なのは、そんなふうにあらゆる可能性を考えて備えようとしないで、本来の目的や自分の優先順位を考えてポイントを絞ること。

そのためには、「もしかしたらあるかもしれない可能性」や「あそこにいくなら『ついで』にこれもいっしょに」といったことを、次々思いついてしまう自分の傾向を理解することが大切になる。

自分の傾向を客観的に見てみよう。

例えば、実は強迫性が強い人が多い。

「もしも、こうなったらどうしよう」

「○○しないか不安……」

心配ゆえに、荷物も増えていくのである。

また、完璧主義者も多い。

完璧主義であるのにもかかわらず、実際はまったく実行できない。

「ほんとは○○するべきなのに……」

「ちゃんとできれば、○○までやれるはず」

実行できないために、頭の中の完璧なイメージはどんどん非現実化し、逆にできないコンプレックスが深くなっていく。

そんな傾向はないだろうか。

そこに気がついて、もう少し「よい加減」を意識してみよう。

常に、いつも、どんなものにでも、どんなときにでもベストをつくそうとしていたら、それは疲れるよね。

完全をめざすのはやめて、「気軽にできる範囲でやる」というクセをつけると、驚くほど生活がラクでスムースになるよ！

**①こだわりの意味を検討しよう**

こだわり自身は良くも悪くも使えるもの。

クリエイターなどはある程度こだわりがないと妥協まみれの作品になってしまう。でも、なんにでもこだわりすぎるのは、やっぱり大変。

例えば、「このシャンプーでないとイヤ」と思っても、旅行のときなどは、行った先のホテルの備品を使ったり、ミニボトルのセットがあるシリーズを使う、など適度に妥協できると人生は格段にラクになる。

「自分の時間」や「労力」や「苦痛の度合い」などをきちんと見積もって、「無駄なこだわり」がないかどうか、もう一度見直してみよう。

**② 楽しんで工夫しよう**

「寒くなったらどうしよう」「○○のときは、これがなくちゃ」などと思って増えつづける荷物……。ちょっと待って。

さて、荷物を減らしてみたとしよう。

寒くなってしまったら、例えば旅先で服を買ったっていい、くらいの柔軟性をもとう。

そんなふうに、旅先で必要にせまられて買った日用品などは、意外とその土地ならではの味わいがあっていいおみやげになったりする。

何も全部もっていかなくても、足りなくなったら、買ったり、別のモノで代用すればいいのだ。柔軟に対応しよう！

**③必要最小限セットとは**

そもそも普段でも荷物が重いと、もち運ぶのも整理するのもおっくうになる。しかし、いつも全力をつくしたいＡＤＨＤタイプは、そのへんの細かいストレスに気づかないのだ。

ポイントをつかんで必要最小限の荷物にする技術を磨こう。

普段の鞄に「必要最小限セット」を入れて、もう一度見直してみたり、軽い鞄を使用するのも、手である。

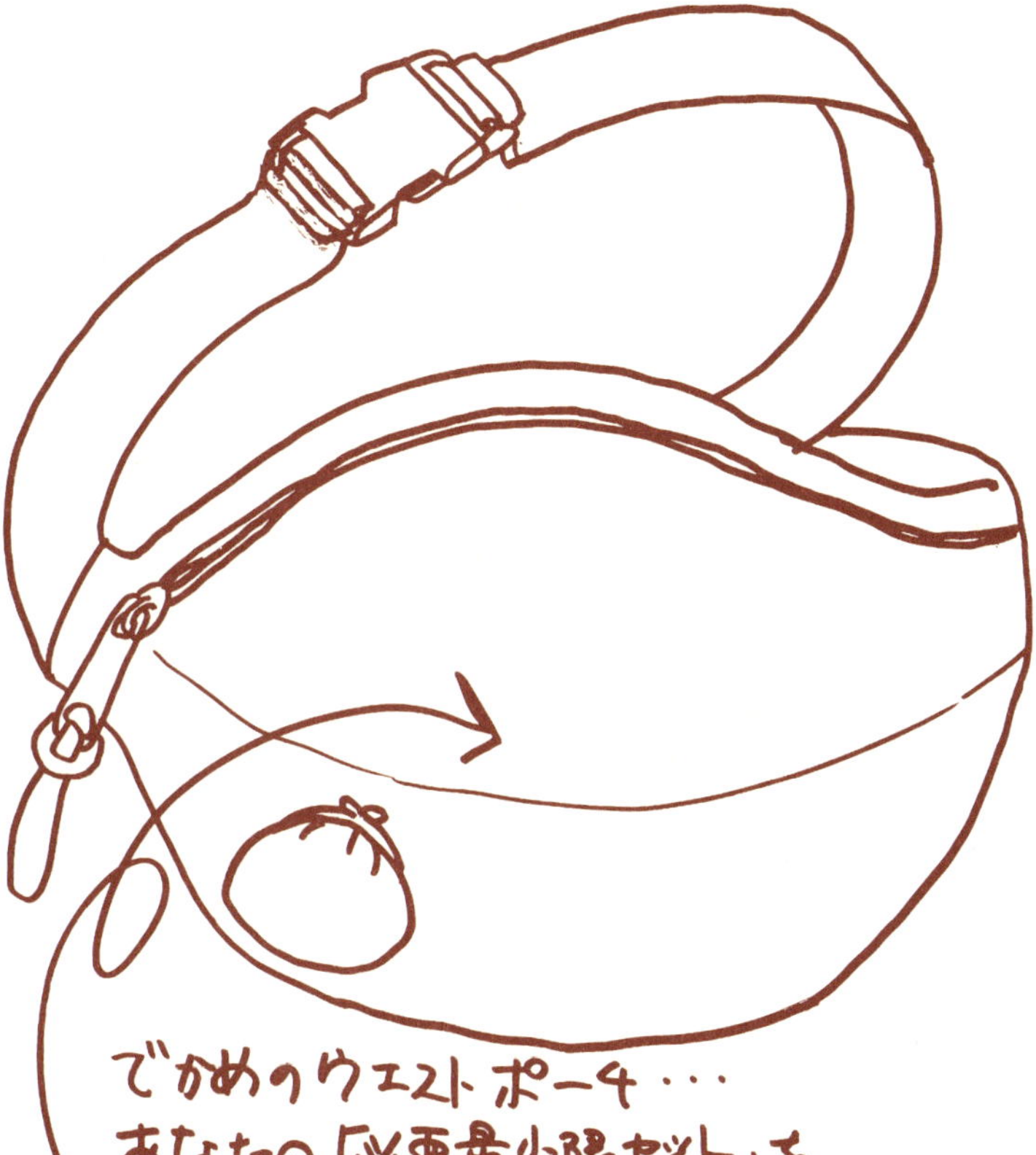

でかめのウエストポーチ…
あなたの「必要最小限セット」を
ここにかいてみよう。

### ④他者との違いに気づく

意外と人と違う生活をしてしまっている、ということにまず気がつくことが大切。気のおけない友人といろいろ話し合ってみよう。

「洗濯機は二層式で、モノによって分けて洗うよね？」

「お風呂から出たら床は必ずふくよね？」

「ウチでは使い終わったジャムの空びんとか、全部必ずとっておくけど……お宅は？」

というように。

ＡＤＨＤタイプは百かゼロかになりがちなので、「よい加減」をいろいろ参考にしたり、習慣を見直すと良い。「家族の習慣」というのも実は結構家によって違うということも知っておくと良いだろう。

# 4
# 「自分」とも「他人」とも うまく付き合えない！

「ギンギン」しないで、
自分の身体や人間関係を大切にするコツ

## 11　身体の声を聞こう

とにかく思いついたことを怒濤のようにこなす毎日。
身体が疲れているかどうかなど、
倒れるまであまり気づかない。
何かに夢中になると、食事、睡眠、トイレ、
入浴その他のことについて頭から飛んでいることが多い。

なぜかつい、身体に必要以上に力が入ってしまう。
気がつくと歯を食いしばっていたり、
肩に力が入っていたり……。

いつも、「気合い」で身体を引きずり回している感じ。
「疲れていない」ことはあまりないかもしれない。
でも、「綱渡り」の人生も、年を経るにつれ無理が利かなくなってきた。
「普通の人」はどうやっているのだろう。

身体を壊す前に、自分を止めたり、
塩梅良く動いたりするには、どうしたらいいのかなぁ……。

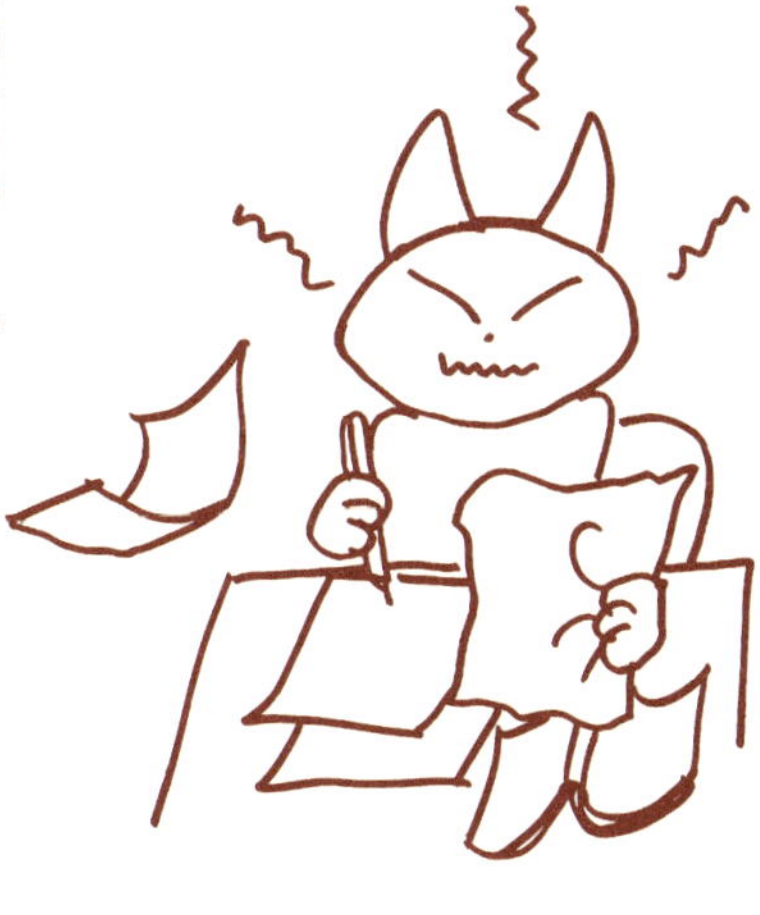

狩猟モードになると、自分の身体も周囲のことも目に入らなくなって、一点集中になっちゃうADHDタイプ。

だから、身体の言うことは聞き流してしまう。

「あの～、かなり疲れてるんですけど……」

「トイレ行きたいような気がするんですけど……」

という身体からのか細い声を、

「今とにかくこれやんなきゃいけないからまっといて～!」

と言ったきり、忘れてしまうんだよね。

若い頃は徹夜も平気かもしれないけど、やはり身体を大切にしておかないと、のちのち大変なことになる。

無理のない生活をし、メンテしながら身体と仲良く付き合っていくのは、日々の生活をスムースに過ごしてゆく上でもとても大切なんだよ。

身体はあなたの「持ち物」ではないのだ。

とても大切な「人生の同行者」。

あなたにしかあなたの心身は守れない。
その身体の「小さな声」にしっかり耳を傾けよう！

**①タイマーを使う**

ＡＤＨＤタイプは、何かに夢中になると、文字通り「寝食、トイレまで」忘れてしまう。今やっていることを中断して、身体のメンテナンスに必要なことをするのが非常に不得意。

慣れるまではタイマーを使ってでも意識的に食事やトイレ、休養をとって、「定期メンテナンス」をしよう。

**②ストレッチをする**

ＡＤＨＤは、身体がカチカチに固まっている人も多い。

自覚していない人も多く、整体に行って「硬い！」と驚かれたり、歯医者さんに「スポーツ選手並みに奥歯がボロボロ」と言われる人もいる。

生き物は身体が硬くなっていくと死に近づいていくと言われている。

まずは生活の工夫、投薬、ストレッチ、整体、鍼など自分に合いそうな方法を見つけてケアしよう。

また、人間関係や仕事など、ストレスがたまると身体が固まってしまう。だから、心理的な問題も、一緒に考えていくといい。

とにかく身体をやわらかくすることを意識しよう！

### ③「おなか」に聞いてみよう

いつも気がついたときに、身体の「小さな声」に耳を傾けてみよう。

こちらから、「どう、疲れていない？」とか「これって迷っているんだけど、どう思う？」といったことを自分の身体全体に聞いてみよう。特に判断に迷うときなどはお腹のあたりに実際に手をあてて聞いてみるといい。

「うん、それって良いかも！」とか「ちょっと辛いかな……」とか、わりと身体の声を感じやすい。

頭での判断も大事だと思うが、自分の身体やハートの容量に合わせて物事を無理なく運んで、「いつも疲れて辛い人生」から解放されよう。

それは、自分をコントロールできるという自信や、自分で自分のケアをできるという「セルフ・エフィカシー（Self Efficacy 自己効力感）」を高めることにもなる。

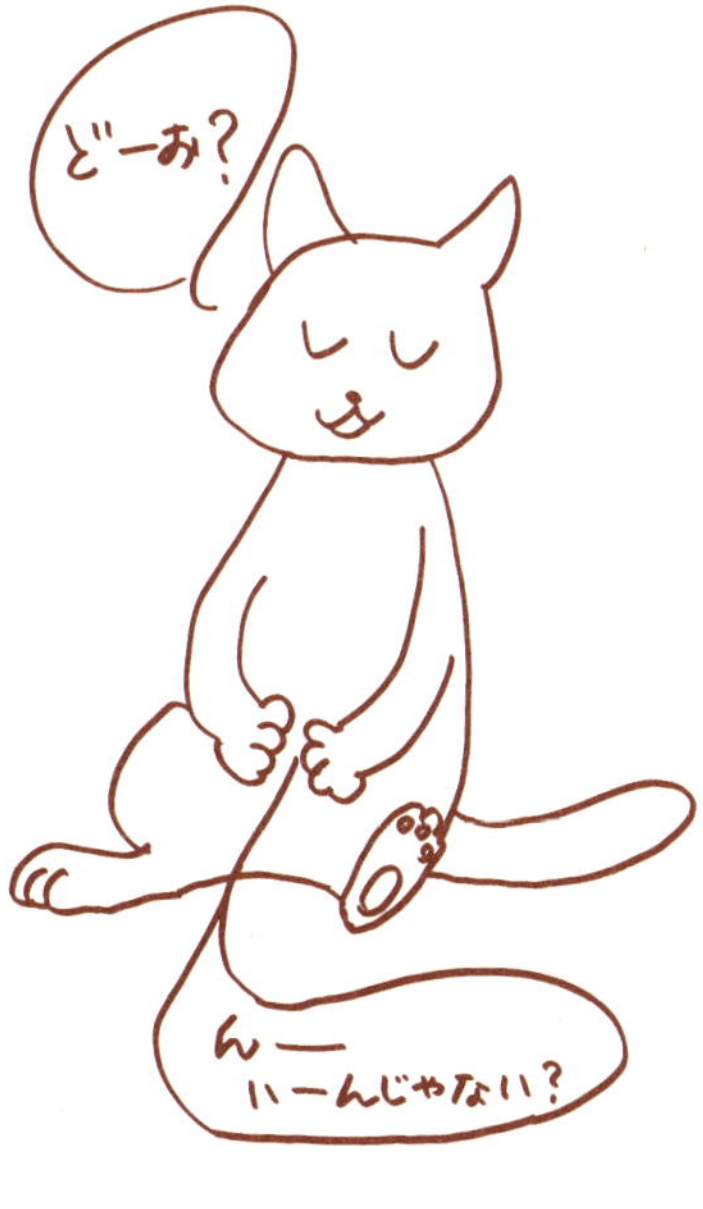

## ④バイオリズムを知る

人それぞれに調子の良い時期と悪い時期がある。手帳に書いてみたら男性でも月に一週間、うつっぽくなることに気づいた人もいる。自分で日々の調子を書き出してみよう。バイオリズムがわかれば、余計なイライラが減るかもしれない。

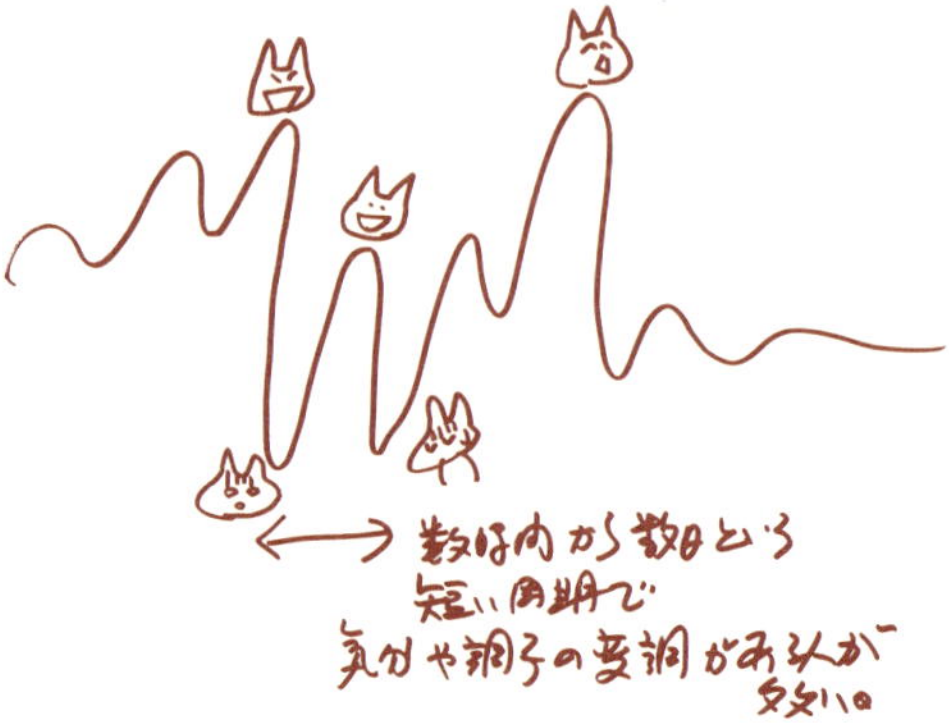
数時間から数日という
短い周期で
気分や調子の変調がある人が
多い。

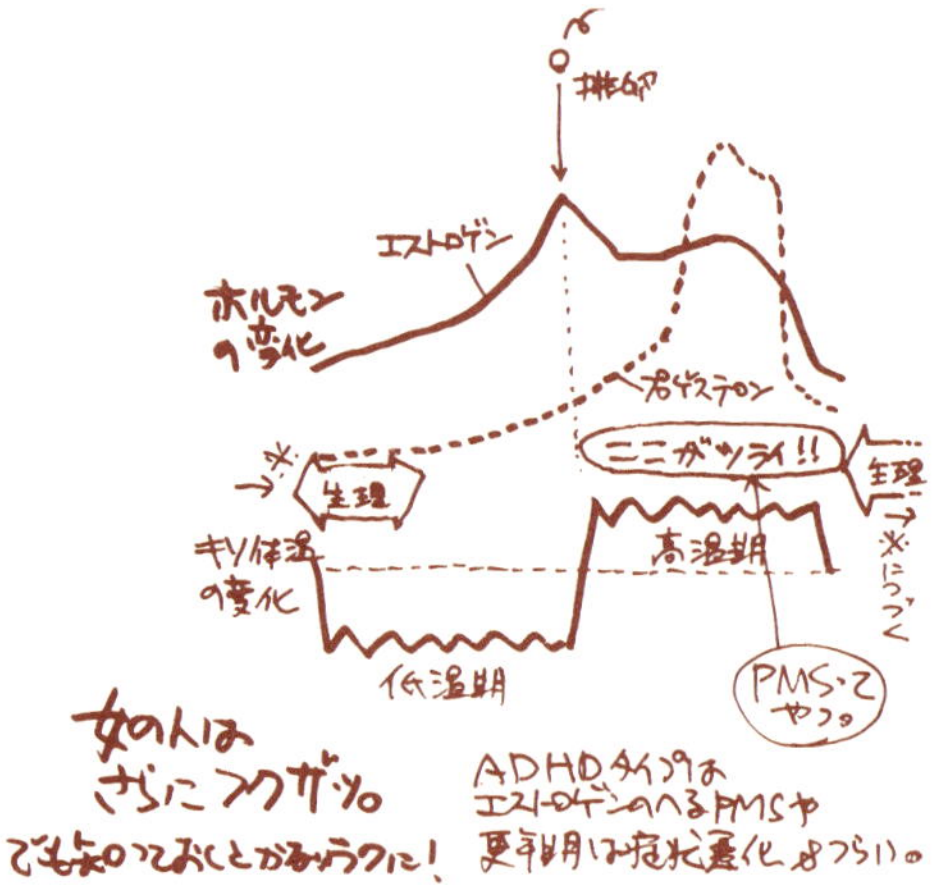
排卵
エストロゲン
ホルモンの変化
プロゲステロン
ここがツライ!!
生理
キソ体温の変化
高温期
低温期
※につづく
PMSってやつ。
女の人はさらにフクザツ。
でも知っておくとかなりラクに!
ADHDタイプは
エストロゲンのへるPMSや
更年期は症状悪化しよつらい。

### ⑤天気と仲良くする

ADHDタイプは自分の身体からのフィードバックには鈍いが、外部の刺激には敏感。気圧や天気の変化に細かく反応する。無意識に左右されてしまっている人も多い。

だから、例えば就職活動中の人であれば、曇りの日は家で履歴書を書き、たくさんエントリーして、晴れた日には面接に行くというくらいの気持ちで、無理なく「天気に影響されてしまう自分」と付き合っていくのも大切。

体質とも天気とも「うまく、仲良く」暮らそう。

### ⑥身体に無理のないスケジュールをたてる

例えば仕事をするのでも、出勤すると思い切りがんばってしまう傾向にあるので、週五ではなく、週に三日か四日に出勤日を抑える、という働き方だって「あり」だと思う。フレキシブルに自分に合った生活をしていけば、もう少し身体に無理のない、優しい生活ができるかもしれない。

## 12 身体メンテナンス実践編

気がつくと、身体が固まっている。
目も疲れて、頭も肩もがちがち。腰も痛い。
しまいには頭痛がしてくる。
寝ようとしても体がゆるまず、寝て起きても疲れがとれた気がしない。
寒くなったらさらに固まって、この間はまたぎっくり腰やっちゃった。

残業になりがちの上に、
ちょっと仕事で負担がかかると、下痢や便秘のくり返しになったり、
ちょっと長く立っていると立ちくらみで倒れそうになったり。

最近急に顔がほてったり体が冷えたり、
場所によって調節しないといけないので、
ショールがないとやっていけないけど、
すぐなくしちゃうんだよね。
生理前なんかもう最悪。
イライラにうつ、むくみ、そしていつにも増してぼーっとして、
集中なんかとてもできない。

体調が良いとか安定しているとか、
すっきりしたとかって感じることってあったっけ……？

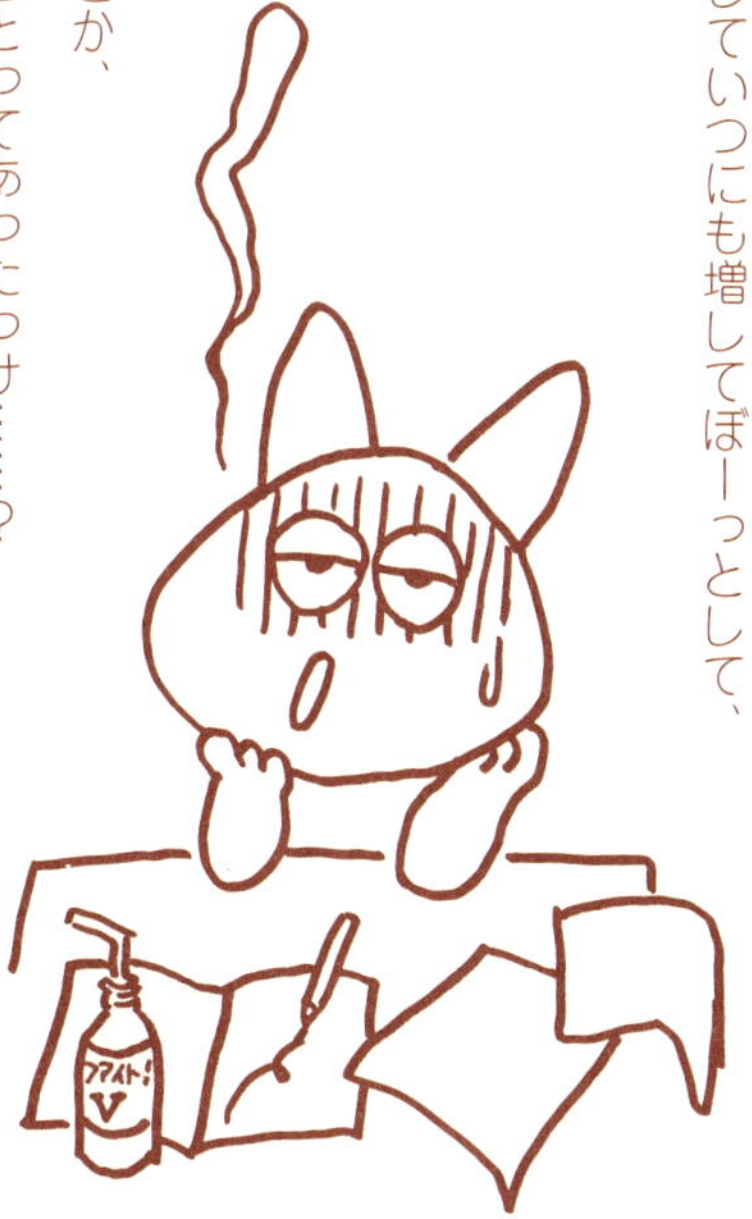

ＡＤＨＤタイプは一般の人より、自律神経やホルモンバランスが崩れやすく、ストレスや刺激に過敏な体質、さらに気分のアップダウンが激しい。なのに、日々これ無茶をしたがり、リズムが不規則な人が多いため、日々「調子わりい……」のも無理はない。

辛いよね。

自分の身体を安定させるためのポイントをつかんで、自分でできる運動や工夫、代替医療、栄養などを考えてみよう。安全性やコストや自分に合うかどうかなど、よくよく見極めて、試してみて。

限界を感じたら実際に病院に行ってみるのももちろん大切。

それぞれに自分の体質とニーズを理解しよう。

**自律神経のバランスが安定しない**

特にＡＤＨＤタイプは、自律神経のバランスが不安定な人が多く、極端な例では立っているだけで脳貧血を起こして失神し、転倒してしまう人もいる。

自律神経やホルモンバランスのくずれによる心身症や不安、緊張、抑うつなどは、γ《ガンマ》ーオリザノールという、サプリメントに近いような処方薬で驚くほど安定する場合がある。自律神経の安定が高度の認知機能の改善に役立つという、小児科医の論文もあるくらいだ。実際に本人が辛いということをきちんと理解して、適切な対処をしていくとコンディションがとても良くなることも多い。

特に更年期障害やPMS（月経前緊張症候群）の時期などは、ホルモンバランスも不安定で、心身ともに不安定になることがあるので、婦人科や心療内科など一つに限らず複合的にアプローチすることも大切だと思う。

**①代替医療について**

最近では、病院に行かなくても様々な「代替医療」と言えそうなサプリメントやアロマテラピー、鍼などがある。

これらは、薬ではないから副作用がない、ということはまったくなく、薬同様、個人によって合う、合わないがあるので、十分に安全性も含めた情報を集めて整理し、慎重に自分に合うものを見つけてみるのも手だろう。

ちなみに、比較的無難なのは、適量のビタミンやミネラル、経験的によく使われ副作用などの情報がある程度確立しているものだと思う。

### ②食事に気をつける

これもいろいろと言われているが、ＡＤＨＤがある人にとって可能で、ほどよく理想的な食生活をおこなうには、ちょっとしたコツが必要である。

現実的に、料理の複雑な手順が覚えられなかったり、食べたい衝動に負けてゆっくり食事を作れなかったり、手軽な外食、スナック菓子やパンを食べがちなので、まず一、二行の説明で料理ができるようなシンプルな料理をいくつか覚えておくと良いだろう（参考文献にある『おかず２００１』など）。

冬などは特に、白い炭水化物や甘い物に走るので、焼いたり茹でたりするだけで食べられる野菜（ブロッコリー、いんげん、きのこなど）などを買っておいたり、冷凍しても比較的劣化しない鮭などの魚や肉なども冷凍庫で保存しよう。

例えば全粒粉パンとか発芽玄米入りかゆとか、雑穀がうまく入ったご飯のパックなども今は簡単に手に入る。ただ消化機能が弱い人や手間の負担が大きい場合は、無理せずサプリメントなどで補っても良いと思う。

私の個人的なお勧めは、おいしいカツオ節や昆布、煮干し、しいたけといった天然のだしをとったみそ汁やお吸い物、スープなどの汁もの（最近はティパックタイプなどもあり簡単に作れる。パックなら二つとか、コツはとにかく多めにだしを入れること）。

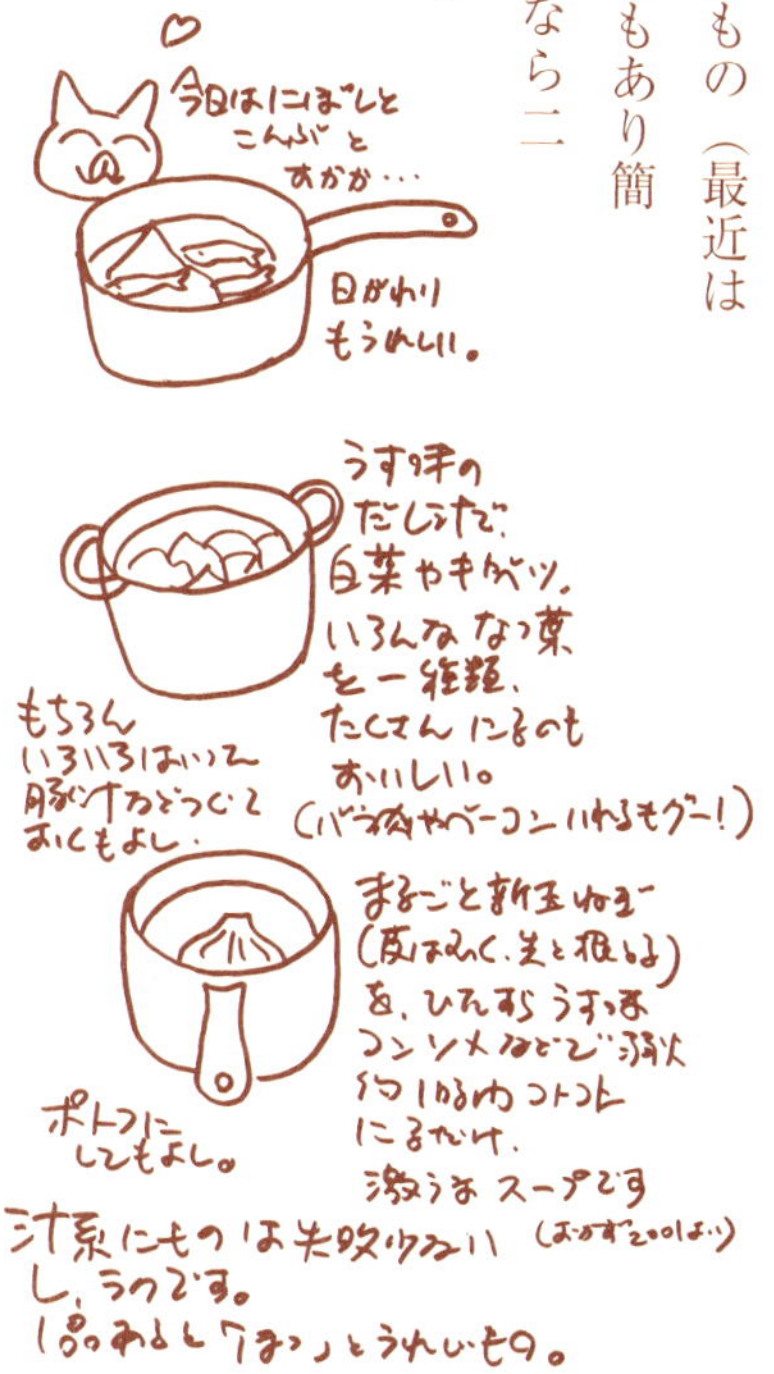
今日はにぼしとこんぶとおかか…

日がわりもうれしい。

うす味のだしスープで白菜やキャベツ。いろんな野菜を一種類、たくさん煮るのもおいしい。

(バラ肉やベーコン入れるもグー!)

もちろんいろいろはいって豚汁などつくっておくもよし。

まるごと新玉ねぎ(皮はむく、芽と根とる)を、ひたすらうすめコンソメなどで弱火で1時間コトコト煮るだけ。

激うまスープです
ポトフにしてもよし。

汁系にものは失敗少ない(おかずにもいいよ!)

し、ラクです。

1品あると「ほっ」とうれしいもの。

旬の野菜などをたっぷり入れて味わいながらゆっくりいただくと、満足感もあり、過食を防ぐと言われている。

### ③ストレスを解消する

前述したように、心身共にストレスを溜め込まないこと。

そしてストレス解消として、自分の問題をカウンセリングなどで話すとか、入浴や鍼治療、マッサージ、アロマテラピー、自律訓練法、ストレッチ、適度な運動など、いろいろ試してみよう。

日々のストレスを軽視しがちなＡＤＨＤタイプ。自分がストレスを感じているか、そして溜めていないか、常に意識することが大切なのである。

ねこ背だし
肩がこる…

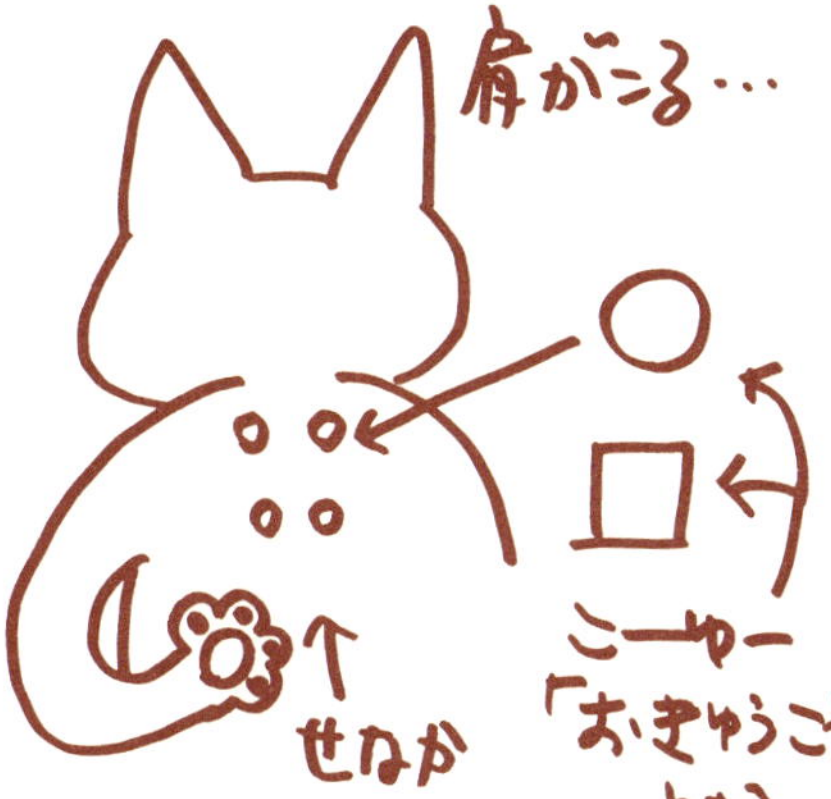


こーゆー
「おきゅうこう」
とか
「つぼこう」
とかを
ツボにはるのも
けっこういけます。

## 13 なぜか悪くなる人間関係……

何をしたのか、ぜんぜん気づかないのに、
突然相手から嫌われたらしい……。

そういえば、もともと場の雰囲気が読めないし、
成り行きで動いてしまうし、
いろいろな人にいつの間にか失礼なことを言ったり、
したりしていることに随分後になってから気づく……。

なにより「暗黙の了解」とやらがよくわからない。
上下関係、気配りなど、他の人から説明されれば、

「知的」には理解できるが、「感覚的」によくわからない。
だから、配慮のタイミングを逃してしまう……。

友達関係もメンテが悪い。
ドタキャンや待ち合わせの遅刻は多いし、
メールの返信や手紙の返事はつい遅れてしまう。
いつの間にか、仕事に夢中で友達と会う機会が激減している。
人といるのが嫌いなわけじゃないけど、
約束したり、予定を組むのはプレッシャーが大きすぎる
「だって、明日のことなんて、わかんないから……」

でも仲良くしたいんだけどなぁ。

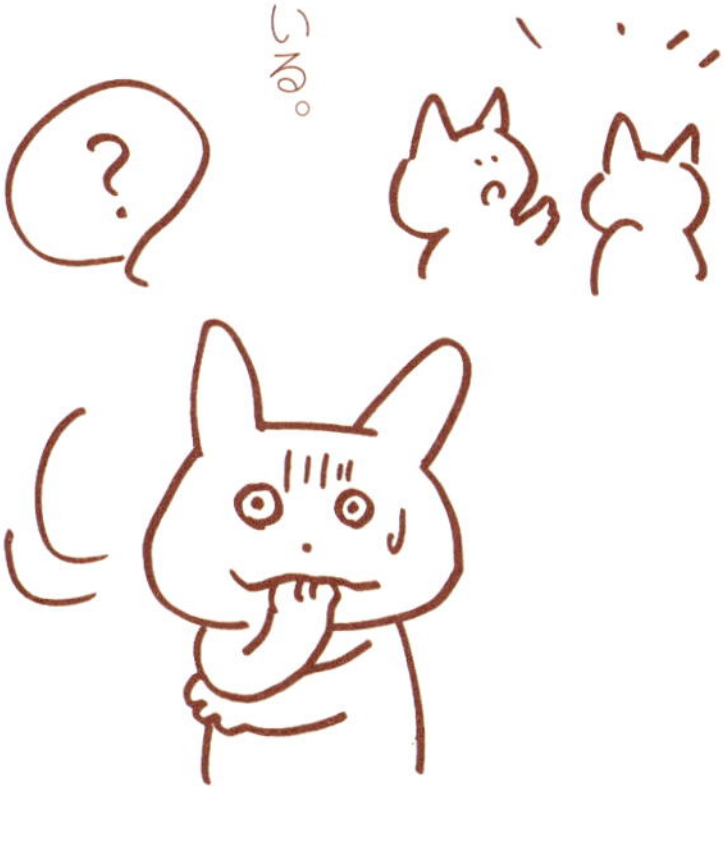

悪気のかけらもないのに、誤解されてしまうＡＤＨＤタイプ。

そこが何より辛いんだな。

おたおたしているうちにうまく挨拶しそびれて、相手からは無視されたと思われたり、こちらが好意をもっているのに思い切り誤解されたり、ほんとにたまらない。

どうしたら気持をうまく伝えられるのだろう……という以前にどうしたら誤解を避けられるの!?

こういう苦悩から脱却するには、まずどこが自分と周囲で違うのか、なんでそうなっちゃうのか、さぐってみよう。

わかってしまえばなんとかなるもの！


**なぜ、人とうまくやれないのか？**


誤解されてしまうのは、一つには社会的認知の問題がある。

社会的認知というのは、相手の表情や場の雰囲気などから必要な情報を得て、自分と周囲の人々の関係や状況など、その場全体の状況を把握すること。

社会的認知に問題があるとどうなるのだろう。

例えば「上下関係がわからない」。

反抗的な人、と誤解されることもあるだろうが、それ以前の問題として「空間認知」と同様に、脳の認知のレベルで状況がよくわからない可能性が強い。「認知」というのは、脳における情報処理過程のことをいう。

社会的認知に問題があると、言葉以外の表情や言葉の裏に添えられた想い、またその場の雰囲気や状況などが把握しにくい。

また、ADHDタイプの、脳の動き方には特徴がある。

人とは逆の方向から考えていたり、思考の回転数が突然変わって、怒濤のように先走ってしまうこともあれば、突然フリーズして動かなくなったり……。

本人はいたって自然に振る舞っていても、端から見れば、どうしても悪目《わるめ》立《だ》ちしたり、「異質な存在」と不思議がられてしまう。

もちろん、それを「面白い！」と思ってくれる人や、サポートしてくれたり、親しくしてくれる人もいなくはないし、同じ、または似たタイプの人であれば、話は果てしなく盛り上がることもある。

## 人との距離感がわからない

気の合う人を見つけても、一対一の会話は比較的ＯＫだが、三人以上のグループになると誰にシンクロしてよいかわからなくなり、急速に会話についていけなくなる、という人も多い。

加えて、対人関係の距離感の加減もわかりにくいという傾向もある。

初対面の人に対しても、急速に打ち解け、親しくなったものの、つい「ノリ」でいろいろなことを引き受けてしまって、あとで困るなんてことも。

しかも、「刺激が無選択に全部入ってしまう」傾向があるので、人といるととても疲れてしまう。

ＡＤＨＤタイプにとって、ほんとうにやっかいなのが人間関係なのだ。

でも、不器用なりに努力を形に表し、状況を観察する習慣をつければ、きっと変われるはず。

基本のソーシャルスキル＝社会の潤滑油システムを理解して、もっともっと人付き合いを楽しみ、世界を広げよう！

**① 人のやり方を参考にする**

他の人が、社会で他者に対してどういう対応をしているのか、よく観察してみるのも良いだろう。

別に同じようにできなくても参考にはなるかもしれない。あるいは、自分と他者の違いに気づくかもしれない。その違いに気づくということも、価値のあることなのだ。

もちろん、違ってたっていい。

ただ、「無用な誤解」を避けるためにどうするか、と考えよう。

誰だって人とうまくやりたいし、仲間や理解者がほしい。

それなのに相手から無視しているとか、いい加減に扱われていると思われたらお互いに悲しすぎる。体質の理解と制御でそれがクリアできたら、もっと楽しく有意義な生活ができるかもしれない。

**②はっきり挨拶する**

まずは、明るく、にこにこ、はっきり滑舌よく挨拶をしよう。ちょっとトンチンカンだったり、不器用だったりしても、明るく挨拶する人には、人って集まるもの。「勇気を出して、まず挨拶」からはじめよう。

**③世間話も潤滑油**

無難な話題も人間関係の潤滑油。「話さない、無視している」と思われるのは、生き物として、やっぱりまずい。無難に共有できる話題（その日の天気、相手の素敵な服についてなど）を用いて、適度に世間話をして、「敵意がない」ということを示し、相手に安心感を与えることは、実はとても大切なことなのだ。

## ④気持ちの伝え方を工夫する

高倉健の「不器用ですから！」じゃないけど、それだけでは済まないのが人間関係。

不器用なりにでも、気を遣っていることが相手に伝わることが大切。

例えば、送別会などの飲み会。

「挨拶やカラオケは苦手なんだよな〜」と思ったら、花を贈るなど自分なりに心を伝える工夫をしよう。気持ちは形にして伝えることもできるのだ。

## ⑤言動の結果を考えよう

相手を傷つけてしまってからじゃ、もう遅い。言ってしまった言葉は、取り消せないのだ。

例えば、ノリノリで話しながらも、「これを言うとちょっと傷ついちゃう人がいるかも……」と相手の気持ちを予測してみる、何か集まりがある場合、事前にどういう人が来て、相手に自分がどういうことを言いそうか、といったことを気楽にイメージする、など普段から意識してトレーニングしよう。

### ⑥「ねこずきんをかぶる」のも手の内

本音を思い切り過激に言い放ってしまうADHDタイプも多い。

本人はそう思っていなくても、周囲はあなたを「虎」のごとく、怖れていることがある。

あまり「虎」をやっていると、孤立したり、下手すると「檻」に入れられたり、撃たれたりするかもしれない。

「あ！（自分の中の）虎が出ちゃった！」と思ったら、すかさず「ねこ」や「犬」をかぶることをよくお勧めしている。

うっかり吠えてしまったあとは語調を変えて、「じゃ、飯食いに行こうか！（笑）」とか、「あ、すいませ〜ん！　うっかりしてて……ごめんなさい、これ

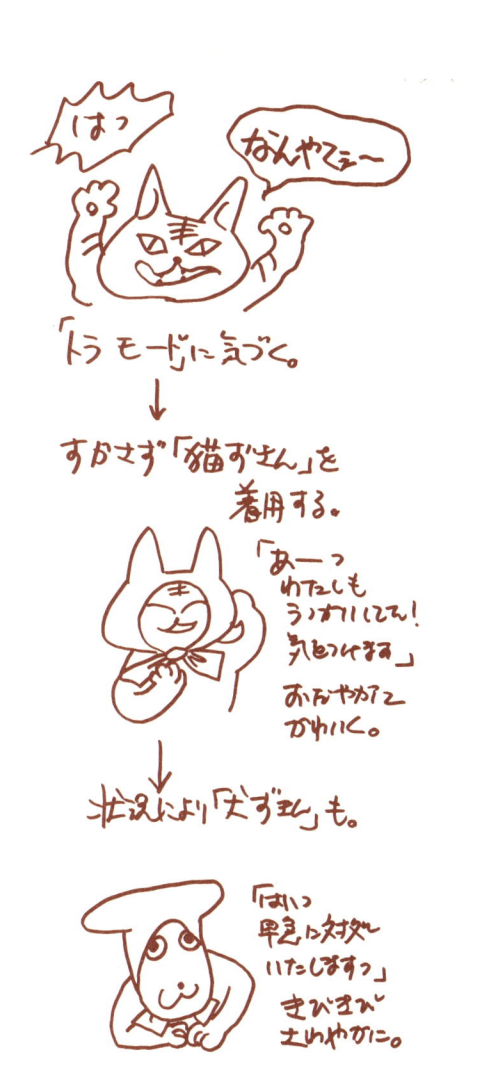

「トラ モード」に気づく。

↓

すかさず「猫ずきん」を着用する。

「あーっ
わたしも
うっかりしてた！
気をつけます」
おだやかに
かわいく。

↓

状況により「犬ずきん」も。

「はいっ
早急に対処
いたしますっ」
きびきび
さわやかに。

から気をつけますぅ！」と急にかわいく謝る、さらには「はいっ！　わかりました っ！　きちんとやっておきますっ！」と爽やかに応対するなど、自分なりに工夫して、難を逃れているという話を聞くこともある。

これを「業務モード」と呼んだりしている。

親とのケンカでも、上司とのトラブルでも、いつも「犬猫ずきん」を心に持ち歩き、「業務モード」に徹して「大人の対応」をしてみるのも、また一興かな。

注・「犬猫ずきん」は決して「おちゃらけ」や「ごまかし」ではない。

つい「正義感」が空回りしたり、状況が読めないまま激昂して自己主張してしまう前に、自分に非がある場合はまず素直にやわらかく謝ったり、きちんとした対応をし、相手の人に安心してもらう、というマナーをまず「形から入る」ことで身につけていくための手法である。

とにかく、何があっても「我に返る」ことが大事なのだ。

### ⑦かわいげのあるキャラを自分の中から掘り出す

前項にも通じるが、「虎」とか「変人」とか「暗い」とか、さまざまな代名詞をつけられることがあるADHDタイプ。

なので、できるだけ適応しやすい、明るくかわいげのあるキャラクターを、自分なりに自分の中から見つけてみるのもサバイバルの重要なポイント。

自分のキャラクターをアピールするには、自分のことを自分で受け入れることが一番重要。自分を受け入れ、ゆったりとラクチンに生きていると、周囲もその人を受け入れやすくなるものなのだ。

できるだけポジティブなイメージで、良いところを伸ばし、弱いところを補強しよう。多少変わっていても良い。無理に緊張すると無骨さが出やすいので、「自分がリラックスした状態のときに元々ある親しみやすいキャラ」を見つけ、ほど良い人間関係を作り出すと、居心地はぐんと良くなる。場が極度に荒れていれば、別の居心地の良い場所をねこのように何気なく探してみるのも良いだろう。

### ⑧無理をしない

「人疲れ」も「体質」として捉えられれば良いかもしれない。

あまり無理をしないで、身体に聞きながら、人と会ってるのが疲れてきたらサクッと帰る、というような柔軟な対応を心の片隅に心がけておこう。

### ⑨対人関係のメンテナンス

「対人関係の定期メンテナンス」を、意識的に時間をとっておこなうことも、必要かもしれない。

狩猟動物の性で、目の前の獲物や仕事に没頭している間に、友人との関係が希薄になってしまう。

すべてのことに通じるが、ＡＤＨＤタイプが自然にいろいろなことにまんべんなく気配りするのは難しいので、仕事や友人、家族との関係をもつ時間、一人でくつろぐ時間などを枠として区別して確保し、適度にメンテナンスをしていくことが必要である。そうすることで、他者を大切にするだけでなく、自らもリフレッシュして、良い仕事や生活をしていくことにつながると思う。

メールや手紙は、短くても良いから、できるだけすぐに出すクセをつけよう。そして、誤解を避けるために、「亀レス（メールの返事が遅い人）ですので……」とか、「ご無沙汰してごめんね」と相手をないがしろにしているわけではないことをわかってもらうよう、努力してみるのも良いかもしれない。

## ＡＤＨＤサバイバル15箇条！

これまで、ＡＤＨＤタイプが遭遇する「さまざまな問題」と「対処法」を述べてきたが、最後に、「ＡＤＨＤタイプが気持ちよく暮らしていける方法」を15箇条にまとめてみよう。

この15箇条は、ＡＤＨＤタイプが問題に突き当たったとき、それを解決するためのキーになると思う。何かにつまずいたらいつでもこのページをめくってほしい。

### ①「自分」や「状況」を冷静に観察する目（観察自我）を磨こう

目の前のことにとらわれがちなＡＤＨＤタイプにとって大切なのは、「批判」や

「決めつけ」をせず、全体を俯瞰して見ること。

「今これをやることが、あるがままに全体的に見て意味をもつだろうか？」

「長い目で見て、今のままでいいかな？」

五感と勘と知性をじっくり研ぎすまして、広い視野で判断しよう。

この「冷静に観察する目をもつ」は15箇条の基本でもある。これができてはじめて、次からの②〜⑮箇条が可能になるのだ。

## ②優先順位を考えよう

いつも「今一番大切なのは何か」ということを思い出せるようにしたい。

「単に衝動に突き動かされているだけじゃないか」

「全体的にとらえて、この優先順位で合ってるのか」

と、その場で我に返り、考え直せるかが、勝負。

また、日頃から自分の人生にとって本当に大切なことは何なのかを考えておくと、細かい判断で悩むことが少なくなる。

### ③一つのことを仕上げる意識を保とう

ワーキングメモリーや衝動の問題で、一つの仕事を終了する前に気が散ってしまい、やりかけのことばかりが散乱してしまうので、いつまでたっても達成感を得られない。

まずは、小さなことをこなして、達成感を得ることからはじめよう。

「完全でなくていい」と自分に言いきかせて、「やるべきこと」を一つ一つ区切りをつけて、仕上げていく練習を。

### ④感情や衝動をコントロールしよう

感情や衝動にふりまわされないためには、まず自分の中の感情や衝動を意識し、観察してみる。自分の感情を感じとり、自分の中で一呼吸おいてみよう。

「胸の中にモヤモヤした黒雲が浮かんできたみたい」

「お腹のあたりがきゅーんとなってきた」

こうして自分の感覚を素直に感じてあげることで身体は安心する。そして少しずつ感情や衝動は適切な方向にコントロールできるようになる。

### ⑤自分の個性や得手不得手を徹底理解しよう

できること、できないことが極端で、できないことばかり目について落ち込んだり……。

自分の得手不得手を理解すれば、もっと自信がもてるようになる。不得手なことはトレーニングをしたり、思い切って人に頼むなど工夫を。得意なことはちゃんと伸ばして、生かしていこう。

「こだわりが強い」「急な変更に弱い」「一度に覚えておけるのは三つまで」など様々な特性を理解することも、気持ちよく過ごすためのコツである。

### ⑥長期・全体のバランスを考えよう

狩猟動物的なのでどうしても「目の前のこと」に常にベストを尽くそうとして、ほかが目に入らなくなりがち。よって、生活全体の中でのエネルギーの配分ができない。スケジュールを確認しながら、「〜しすぎ」「肝心なことを忘れていた」「周囲を無視してないか」などを見直すようにしよう。

### ⑦時間や手間のコストに気をつけよう

⑥に述べたように、「獲物」を「今可能な限りの努力で捕獲」しがちなので、それにかかる自分の手間や時間のコストが頭にないことが多い。あなたの時間や体力は、有限でとても貴重な「あなたの人生の構成要素」であることをお忘れなく!

### ⑧心身や生活リズムの定期メンテナンスをしよう

自然に午前二〜四時に寝て昼起きる睡眠リズムになりやすく、寝食やトイレ、服薬なども忘れがち。病気も放置しがちなので、生活の中でそれらを定期的にメンテできる習慣やリズムを作ろう。具合が悪いときは早めに病院に行く、休むなど、身体のメンテを優先順位の上位に。

ゆとりのあるスケジュールを保ち、ストレスをうまく減らし、自律神経やホルモンバランスの安定を図って、心身共におちついて生活することを心がけよう。

## ⑨結果を予測して慎重に動こう

悪気がなくても、正しいと思っても、うっかり言ってしまった一言で人を傷つけてしまいがち。これはお互いに辛いもの。相手と会話しながらも、「今、この状況でこんなことを言ったら、誰がどのように感じるか」「どういう方向に物事が動くか」を意識する習慣をつけよう。

## ⑩便利なツールをうまく使おう

ラクすることに罪悪感をもたないで。

辛いことにはなかなか手が出せないADHDタイプにとって、ラクしたほうが結果的にはうまくいくことのほうが多いのだ。

パソコン、携帯電話、さまざまな手帳、ボイスレコーダー、アラーム、食器洗浄機に乾燥器つき洗濯機……使えるものはどんどん使い、自分に合ったものを合った形で使えるように試行錯誤してみよう。

### ⑪家族や友人と交流する時間枠を保とう

つい仕事や雑事に「あっぷあっぷ」して余裕をなくすと、大切な家族や友人、仲間と心を通わせる時間を失いがち。幸福感は、家族や仲間とのちょっとした時間にほんわりと感じることも多い。「家族や友人と交流する時間」「自分一人でほっとする時間」など、仕事、雑事から離れる「時間枠」を作ろう。仕事が煮詰まっていても、そうした時間を使って頭を切り替えてリラックスした方が、心身の動きも、きっと良くなる。

### ⑫不器用でも努力が伝わるかわいいキャラを！

無駄に浮いてしまわないように、世間話のノリが苦手でも、せめて笑顔で「おはよう！」「今日は寒いね」などと挨拶しよう。それだけで相手は自分に敵意がないと理解する。あまりにコミュニケーションが少ないと、相手は「無視されている」

みよう。

と思いがち。不器用でもいいから、気を遣っていることが伝わるよう、話しかけて

## ⑬よき理解者や仲間、居場所を見つけよう

マイノリティの悲しさで、ＡＤＨＤタイプは「変わってるよね」と言われがち。「人と違う特質」を排斥するのではなく、「面白い個性」「素直で一途」などと思ってくれるサポーターや友人、わかり合える「似たタイプの仲間」などを見つけよう。「わかってもらえる」ということはとても心が癒されるもの。もちろん人ではなく、本や音楽などで「この作者ならわかってくれる」と思うだけでも孤独は救われる。そして、職場、家庭、交友関係などで「居心地の良い、ここにいていいんだ、と思える居場所」を、たゆまず探しつづけよう。必死に寝心地の良いところを探すねこのように。

## ⑭自己責任の意識を常にもとう

もっと良い社会なら、と誰もが思うだろう。しかし、「今ここで生き延びなければならない」というのが現実なのだ。

だとしたら、自分ができることをなんとか活用して、自分の責任のもとに、人生を切り開いていこう。そうすることで、もっと自由に居心地良く生きられるかもしれない。

## ⑮以上のすべてを楽しんで自分らしくやろう

一番大事なことは、たとえ生活がすぐにはスムースにいかなくても、自分を責めたり、深刻になりすぎたりしないこと。

個性はそれぞれ、やりたいこともうまくいくやり方もそれぞれである。人と自分が違うからといって、いつも自分が悪いばかりじゃない。様々な問題と楽しみながら向き合っていこう。

実際に出会う患者さんたちは、とてもパワフルでチャーミング。泣いても落ち込んでも、力づけ、理解し、一緒に考えていくことでちゃんと立ち直っていく方が多い。

好きなこと、納得できることでないと集中しにくい体質だから、好きなことを見つけたら、無理なく存分に、自分らしく、楽しんでやろう。あなたが自分らしく楽しく生きることこそが、周囲や世界をハッピーにするのだ。

## おわりに……情報の海の中で、自分の人生を選び取るために

私は現場の臨床家として、来院する多くの方々と共に、サバイバルしながら過ごしています。

必死に生き延びてこられた患者さん達とその周囲の人々と向き合ってみて痛感しているのは、「患者さんにとって重要なことは、とにかく今ここで、まず自分なりにあらゆる工夫をして生き抜くことだ」ということです。

生き抜き、必要ならばサポートを受けながら、「自分の責任と選択のもとにあらゆる瞬間を生きている」という意識で自分の人生を切り開いてゆくこと。

私はこうした「自分の人生を生きる」ための試行錯誤を、患者さん本人と手探りしながらやって来たように思います。

### 治療の現場では

ここで、実際の治療の現場について、簡単にご説明しましょう。

まず、ＡＤＨＤタイプの患者さんは、これまで述べてきたように、日常生活において、様々な困難にぶつかっています。

「納得いかないことはできない」

「頭の動き方が不規則。極端に回転数が上がって周囲がついていけないこともあれば、突然固まって動けなくなるときがある」

「長期展望がもてない。エネルギー配分などは考えられず、常に目前のことだけにベストをつくす」

「ぎりぎりまでやるべきことに手がつかない」

「単純なミスや忘れ、なくしモノが多い」

「時間、空間、人間関係の距離など、量的な認知が悪い」

「片づけが苦手」……などなど。

これらの問題がこじれると、「社会的不適応」や「心身の不調」が起こります。周囲の「こういう体質」のない人からは「なぜこんな簡単な、社会的基本であることができないのか」などと思われ、やる気がない、不真面目、なまけもの、生意気……などといったレッテルを貼られてしまうでしょう。

ここで問題なのが、本人は、不適応や不調に気がつき、それなりに工夫したり、なんとかがんばってきているものの、「なんでこうなってしまうのか？」が全然わからないということです。

そのため、真面目にやっているつもりでも、結局周囲に迷惑をかけてしまう自分を責めてしまいます。そして、「がんばってもできないかも」と自信を失い、人間関係にも問題をきたし、「居場所がない」「自分は異物なのか」といったある種の孤独感を感じてしまうのです。

### 各種検査と話し合い

私は患者さんに対すると、まずはそうしたＡＤＨＤの特性をお話し、各人の認知や体質の特性、生育歴や発達歴、現在の環境について徹底的に話を聞き、一緒に理解・共有していきます。

その過程で、身体的精査（ＳＰＥＣＴ・脳波など脳の働きをみる検査）やＭＲＩ（脳の器質的問題をみる検査）、また血液検査や必要があれば神経学的所見、およびほかのあらゆる身体疾患の検査（自律神経系、睡眠障害、睡眠リズム障害、季節性うつ病、過眠症、ナルコレプシー、睡眠時無呼吸など、頭部外傷後遺症、頭痛、めまい、過敏性大腸など）、認知機能検査（ＷＡＩＳ―Ｒ、視覚機能検査など）などを適宜おこなっていきます。さらにうつや神経症などの二次障害についても、明確にしていきます。

それらを基盤として、治療者と当事者が一緒になって、その人の得手不得手やパターン、認知、周囲との関係などについての洞察を深め、現状に合った生活上の具体的な工夫やシステム作りなどを話し合っていきます。

**自分を俯瞰する、ということ**

15箇条の筆頭に『「自分」や「状況」を冷静に観察する目を磨こう』という項目を入れましたが、治療の上で一番重要なことは、この自分をなるべく客観的に観察して、コントロールしていくための「観察自我」を育てることです。
「観察自我」があれば、自分の頭や身体が暴走したり、止まってしまったり、不適切な状況に陥りそうになっているときに、「あっ！　今、○○になっているな」とはっと我に返ることができます。

こうして自分の状況に気づくことができれば、例えば、どうしても動けないと思ったらその日は休む、など可能な形で調整することが可能になります。

本文の中でも述べましたが、問題を呼び起こす「衝動や感情」はあなた自身ではなく、あなたの自然なエネルギーにすぎません。「観察自我」はその「自然なエネルギー＝野生の暴れ馬」を乗りこなすための鍵なのです。

## 成功体験が心をほどいていく

次に大切なのは、「野生馬」を乗りこなしていきながら、「うまくできる」体験をして、自信をつけていくこと。

**「うまくできた（体験）」⇅「なぜできたのか（洞察）」**

という流れを通して、「成功体験」を積んでいく。

こうして理解、受容され、成功体験を積み、自信をつけることで、今まで自分で受け入れるのが難しかった自分の問題点や、直面することができなかったトラウマなどが現れてきます。

そして、それまで努力しても、どうすることもできなかった絶望のため「直視できなかった問題」に向き合い、洞察できるようになると、心に余裕ができてきます。そうすると、防衛的になって問題を避けたりせず、素直に自分の非を認めたり、苦手なことを上手に頼めたりするようになります。現実を検討する能力も高まり、周囲に負担をかけることも減り、受容や理解も増して、サポートも得やすくなります。こうして生活がラクになっていきます。

ちなみに、自分を防衛するために硬くなっていた心や体がやわらかくなってくると、本来生き物が持っている「自己治癒力」や「免疫力」が高まり、さらに身体のバランスを保とうとする「ホメオスタシス（恒常性）」や自律神経機能がその力を発揮してきます。

安定と自信を身につけて、良い循環に入って生活していくと、自分の一日、一月、一年の中でのリズムやパターンがわかってきます。対処もどんどんラクになり、「なぜかできない自分」から「いつの間にかできている自分」に変わっていくでしょう。

## 補助輪としての薬

治療中、必要であれば一人一人の体質と状況に合った薬物を微調整します。薬は生活の工夫、調整とともに、心身の「チューニング」をする大切な道具の一つです。私は「自転車の補助輪」や「メガネ・コンタクトレンズ」のような役割だと思っています。

薬を使って、「今までできなかったことができる」という感覚をつかむと、その感覚にしたがって、薬を使用しなくてもできるようになることがよくあります。つまり、自転車に乗れるようになって補助輪が不要になるのと一緒です。

また、仕事のときにメガネをするのと同様に、調子の悪いとき、ちょっと薬を使うだけで、社会生活に支障をきたさなくなったりします。今回は本の趣旨として、「自分でできる理解と工夫」に絞りましたので、薬の詳細は触れませんが、薬を使用する上で大切なことは、治療者も当事者も正しい理解をもって、「細心に丁寧に」薬（道具）を調整するということだと思います。

## 診察はジャズセッション

こうした「精神科医の診察」は、何か特殊なイメージをもたれるかもしれません。しかし、実際は、日々新たな発見をし、うれしそうに報告してくれる患者さんたちと対話し、ワクワクしながら、さらなる洞察を深めていく……という、とても明るく建設的で進歩のある楽しいものです。

治療者は、ときには車好きな持ち主とあれこれ談義しながら、難しい車の修理をおこなう整備士のようでもあり、ときには一人一人のサイズに合わせてもっとも着心地が良く、その人の美しさを引き出し、動きやすく人生を楽しめるような洋服を一緒にオーダーメイドで作っている仕立屋さんのようでもあります。

また診察は治療者から患者さんへ一方通行でおこなわれるものではありません。患者さんが生き延び、輝き、ラクに暮らせるようになるために、患者さんと「人生の手触り」を共有し、影響し合いながら進めます。もしかしたら演奏者同士が共鳴しながら演奏する、ジャズセッションのようなものなのかもしれません。

## 自分の人生を生きるために

以上、ＡＤＨＤの診察について述べてきましたが、本書は、ＡＤＨＤタイプの方だけのために書かれたものではありません！

ストレスや情報、モノが溢れ、ゆとりや寛容が失われつつある現代社会において、情報を選別しきれない、あるいは物事や感情を消化しきれない、という問題は「誰もが」経験するものです。

本書は、現代社会の中で氾濫するモノや情報を「片づけ」、すっきりと自分らしい人生を選びとりたいすべての人に、役に立つのではないかと思います。

最後に、出版の機会を与えてくれ、臨床で手一杯の私を根気強く待ってくれた大和出版の御友貴子さん、日々の臨床と執筆を共に一体となって支えてくれた当院マネージャーの三浦薫さんの労なくしてこの本は世に出ませんでした。

また、ワーキングメモリーとコンピューターのキャッシュメモリーの概念比較について独自の見解を、富士通研究所グリッド&バイオ研究部の今井祐二さんにご教示いただきました。

さらに、日頃からお世話になっている日米の先輩、先達の先生方、連携の医療機関の方々、忍耐強く私を支えてくれたスタッフと家族、クリニックに診療に来ていろいろなことを教えてくれたみなさんに、この場を借りて感謝いたします。

そして、この本を読んでくれたあなたのご健闘と幸福を心から祈ってやみません。

櫻井　公子

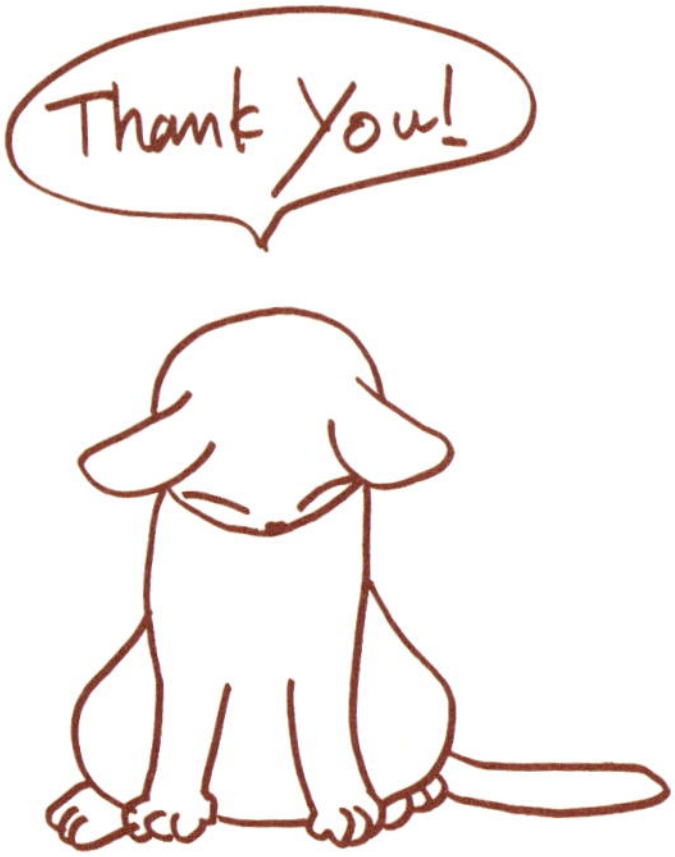
Thank You!

## 【参考文献】


『ブレーキをかけよう①② ADHDとうまくつきあうために』P・O・クイン／J・M・スターン著 田中康雄・高山恵子訳 えじそんくらぶ

『バークレー先生のADHDのすべて』ラッセル・A・バークレー著 海輪由香子訳 山田寛監修 VOICE

『へんてこな贈り物 誤解されやすいあなたに――注意欠陥・多動性障害とのつきあい方』エドワード・M・ハロウェル&ジョン・J・レイティー著 司馬理英子訳 インターメディカル

『ADHDの明日に向かって 認めあい・支えあい・赦しあうネットワークをめざして』田中康雄著 星和書店

『注意欠陥・多動性障害（ADHD）のび太・ジャイアン症候群 いじめっ子、いじめられっ子は同じ心の病が原因だった』司馬理英子著 主婦の友社

『おとなのADHD』D・サダース&J・カンデル著 田中康雄監修・後書 海輪由香子訳 VOICE

『片づけられない女たち』サリ・ソルデン著 ニキ・リンコ訳 WAVE出版

『片づかない！見つからない！間に合わない！』リン・ワイス著 ニキ・リンコ訳 WAVE出版

『「わかっているのにできない」脳1・2』ダニエル・エイメン著 ニキ・リンコ訳 花風社

『AD／HD&BODY 女性のAD／HDのすべて』キャスリーン・ナデューPh.D／パトリシア・クインM.D.編著ニキ・リンコ／沢木あさみ訳 花風社

『Dr.サカキハラのADHDの医学』榊原洋一著 学研

『ひらめきすぎる人々』ロクスケ著 VOICE

『成人のADHD 臨床ガイドブック』ロバート・J・レズニック著 大賀健太郎・霜山孝子監訳 紅葉誠一訳 東京書籍

『「わかっているのにできない」 やめられない それでもADHDと共存する方法』中山玲著 櫻井公子解説 花風社

『LDとADHD』上野一彦著 講談社

『特集ADHD―「障害」か「個性」か ルポ「片づけられない女」と片づけないで』村田和木著 中央公論二〇〇二年十一月号

『自閉症とADHDの子どもたちへの教育支援とアセスメント』東條吉邦編集 独立行政法人国立特殊教育総合研究所

『えじそんブックレット アスペルガー症候群の理解と対応 〜新しい障害のモデルから考える〜』田中康雄・佐藤久夫・高山恵子共著 NPO法人えじそんくらぶ

『ガイドブック アスペルガー症候群 親と専門家のために』トニー・アトウッド著 冨田真紀・内山登紀夫・鈴木正子訳 東京書籍

『あなたの隣りのレインマンを知っていますか　自閉症の手引き』社団法人日本自閉症協会

『自閉症だったわたしへ』ドナ・ウィリアムズ著　河野万里子訳　新潮文庫

『自閉症のトータルケア　TEACCHプログラムの最前線』佐々木正美監修　内山登紀夫・青山均・古屋照雄編集　ぶどう社

『学習障害（LD）及びその周辺の子どもたち　―特性に対する対応を考える―』尾崎洋一郎・草野和子・中村敦・池田英俊著　同成社

『わかるLDシリーズ　LDとは何か　基本的な理解のために』上野一彦・中根晃責任編集　日本LD学会編　日本文化科学社

『ディスレクシアの本　Guide to DYSLEXIA』坂井裕子著　ロンドン・ディスレクシア研究会

『怠けてなんかない！　ディスレクシア　読む・書く・記憶するのが困難なLDの子どもたち。』品川裕香著　岩崎書店

『高機能広汎性発達障害　アスペルガー症候群と高機能自閉症』杉山登志郎・辻井正次編著　ブレーン出版

『精神科治療学Vol.5 No.3 Mar. 1990』星和書店

「特集・サーカディアン・リズム異常の高照度光療法」

「季節性感情障害に対する高照度光療法施行例　遠藤拓郎・高橋敏治・伊藤洋他」

「研究報告　森田療法と精神分析的精神療法の比較研究　第2報　皆川邦直・三宅由子・北西憲二他」

「ケースカンファランス　対人恐怖（赤面恐怖）患者の診断手順と治療可能性をめぐって　橋本和幸・久保田幹子・北西憲二他」

『Contingent negative variation in children with orthostatic dysregulation』鳥越克己他著　Pediatrics International(2001) 43

『気楽に行こう、精神科！　精神科のことがよく分かる本』中村敬・三宅永著　マガジンハウス

『自然流精神療法のすすめ　精神療法。カウンセリングをめざす人のために』岡野憲一郎著　星和書店

『ユング心理学入門』河合隼雄著　培風館

『原初からの叫び　抑圧された心のための原初理論』アーサー・ヤノフ著　中山善之訳　講談社

『我執の病理　森田療法による「生きること」の探求』北西憲二著　白揚社

『ノイローゼ克服法　森田療法のすすめ』高良武久著　白揚社

『「見る」ことは「理解する」こと　子どもの視覚機能の発達とトレーニング』本多和子・北出勝也著　山洋社

『精神科薬物ハンドブック　向精神薬療法の基礎と実際』神庭重信・八木剛平監訳　医学書院MYW

『精神薬理学エセンシャルズ　神経科学的基礎と応用　第2版』Stephen M.

Stahl著　仙波純一訳　メディカル・サイエンス・インターナショナル

『「脳と心の病」に効く薬　薬の知識と正しい服用法』榊原洋一・服田倫明・木津純子著　かんき出版

『脳とワーキングメモリ』苧阪直行編著　京都大学学術出版会

『前頭葉【神経科学の基礎と臨床V】』板倉徹・前田敏博編著　ブレーン出版

『愛と憂鬱の生まれる場所　「脳科学の最先端」が教える、人間の感情と行動の「処方箋」』ダニエル・G・エイメン著　廣岡結子訳　はまの出版

『別冊日経サイエンス　特集脳と心の科学　心のミステリー』日経サイエンス編集部編　日経サイエンス社

『強迫の精神病理と治療』牛島定信編　金剛出版

『多重人格性障害　―その診断と治療―』フランク・W・パトナム著　安克昌・中井久夫訳　岩崎学術出版社

『外傷性精神障害　心の傷の病理と治療』岡野憲一郎著　岩崎学術出版社

『封印された叫び　心的外傷と記憶』斎藤学著　講談社

『改訂版　睡眠障害　―その診断と治療―』山口成良・佐野譲共著　新興医学出版社

『ナルコレプシーの研究　知られざる睡眠障害の謎』本多裕著　悠飛社

『こころの臨床22巻3号　[特集]眠りの医学　睡眠の異常と睡眠薬の話』星和書店

『「うつ」を生かす―うつ病の認知療法―』大野裕著　小此木啓吾まえがき　星和書店

『「うつ」はがんばらないで治す』中村敬著　マガジンハウス

『中高年のうつ―専門医が説く対策と治療法』中山和彦著　大泉書店

『朝日選書669　心の病気はなぜ起こるか　うつ病と脳内物質』高田明和著　朝日新聞社

『新しい認知療法の紹介　いやな気分よさようなら　自分で学ぶ「抑うつ」克服法』デビッド・D・バーンズ著　野村総一郎・夏刈郁子・山岡功一・成瀬梨花訳　星和書店

『天才の精神病理　科学的創造の秘密』飯田真・中井久夫著　自然選書

『日本語臨床の深層　第3巻　自分と居場所』北山修著　岩崎学術出版社

『精神分析事典』小此木啓吾編集代表　岩崎学術出版社

『心理学辞典』中島義明他編集　有斐閣

『創造医学選書　ルリヤ神経心理学の基礎　脳のはたらき第2版』鹿島晴雄訳　創造出版

『ワイル博士のナチュラルメディスン　増補改訂版』アンドルー・ワイル著　上

野圭一訳　春秋社
『サプリメント健康バイブル』日本サプリメント協会（NPO）著　帯津良一・五十嵐脩監修　小学館
『東洋医学を学ぶ人のために』高木健太郎・山村秀夫監修　山下九三夫・代田文彦・鈴木太・酒井敏夫編集　医学書院
『点（つぼ）から線（けいらく）への宇宙　だれにもわかる川井式針灸の秘密』川井健董著　星雲社
『女性ホルモン塾　キレイな［からだ・心・肌］』対馬ルリ子・吉川千明著　小学館
『なぜか、疲れのとれない女たち　見えない恐怖「累積疲労」とは』堀史朗著　青春出版社
『嫉妬学　足を引っ張る〝エンビー〟嫉妬　上を目指す〝ジェラシー〟嫉妬』和田秀樹著　日経BP社
『別冊日経サイエンス　ゲノム科学がひらく医療』日経サイエンス社
『人と組織のハイパフォーマンスをつくる　コーチングマネジメント』伊藤守著　ディスカヴァー
『天才の読み方　究極の元気術』齋藤孝著　大和書房
『「本当にできる人」になる速効！必勝の勉強法』和田秀樹著　ぶんか社
『気がつくと机がぐちゃぐちゃになっているあなたへ』リズ・ダベンポート著　平石律子訳　草思社
『「超」整理法　情報検索と発想の新システム』野口悠紀雄著　中公新書
『「ネオ家事」の賢いモノ選び　食器洗い機は絶対に人生を変える』百瀬いづみ著　講談社
『あなたの24時間が変わる　整理・収納の法則』飯田久恵著　三笠書房
『anan 私スタイルを極める！ ひとり暮らしのインテリア』特別編集　プライベートインテリアBOOK　マガジンハウス
『ゲーテ格言集』高橋健二編訳　新潮文庫
『イヌのいいぶん　ネコのいいわけ　イヌとネコにともだちになってもらう本』なかのひろみ著　福音館書店
『「日本人の食卓」おかず2001』浜田ひろみ著　NHK出版
『表現アートセラピー　創造性に開かれるプロセス』N・ロジャーズ著　小野京子・坂田裕子訳　誠信書房
『永沢まことのとっておきスケッチ上達術』永沢まこと著　草思社
『ブラックジャックによろしく　7　がん医療編③』佐藤秀峰著　小林篤司監修　講談社
『あぶない丘の家』萩尾望都著　小学館文庫

どうして私《わたし》、片《かた》づけられないの？

毎日が気持ちいい！「ADHDハッピーマニュアル」

2004年３月12日　初版発行

2008年12月22日　22刷発行

著　者……櫻《さくら》井《い》公《きみ》子《こ》

発行者……大和謙二

発行所……株式会社大和出版

東京都文京区音羽１－２６－１１　〒112-0013

電話　営業部03-5978-8121／編集部03-5978-8131

http://www.daiwashuppan.com

印刷所……誠宏印刷株式会社

製本所……有限会社誠幸堂

装幀者……こやまたかこ

装画者……櫻井公子



ISBN978-4-8047-6105-3